Mansfield Therapie durch Blütenessenzen

Peter Mansfield

Therapie durch
Blütenessenzen

Bach-Blüten,
Kalifornische Essenzen,
Australische Busch-Essenzen,
Alaska-Blüten

Aus dem Englischen von
Annemarie Rau-Hund

IRISIANA

IRISIANA
Eine Buchreihe herausgegeben von
Margit und Rüdiger Dahlke

Die Originalausgabe erschien unter dem Titel
Alternative Health Flower Remedies
bei OPTIMA, 1995
© Peter Mansfield 1995

Die Deutsche Bibliothek – CIP-Einheitsaufnahme
Mansfield, Peter:
Therapie durch Blütenessenzen : Bach-Blüten, kalifornische
Essenzen, australische Busch-Essenzen, Alaska-Blüten / Peter
Mansfiled. Aus dem Engl. von Annemarie Rau-Hund. –
München : Hugendubel, 1997
(Irisiana)
Einheitssacht.: Alternative health Flower remedies <dt.>
ISBN 3-88034-926-6

© der deutschsprachigen Rechte
Heinrich Hugendubel Verlag, München 1997
Alle Rechte vorbehalten

Umschlaggestaltung: Zembsch' Werkstatt, München
unter Verwendung eines Motivs von Andreas Bock
Produktion: Tillmann Roeder, München
Satz: SatzTeam Berger, Ellenberg
Druck und Bindung: Spiegel Buch, Ulm-Jungingen
Printed in Germany

ISBN 3-88034-926-6

Inhalt

Einführung

Der Hauptgrund dafür, dieses Buch zu schreiben, war mein Wissensdurst dem Thema gegenüber. Die ursprüngliche Idee, die schließlich zu seiner Entstehung führte, entsprang einer Unterhaltung mit meiner damaligen Verlegerin, Jayne Booth, anläßlich der Vorbereitung meines ersten Buchs »The Bates Method«. Sie teilte meine Meinung über die Bedeutung sowohl der Anwendung der Bach-Heilmittel als auch der bemerkenswerten Ergebnisse, die ich durch sie erzielt hatte; sie teilte auch mein Interesse an der Entwicklung neuer Heilmittel. Obwohl Jayne über Naturheilmittel im allgemeinen gut unterrichtet war, schien doch vieles für sie neu zu sein. Deshalb machte ich den Vorschlag, jemand solle eine Art Überblick über den neuesten Wissensstand in Form eines Buches zusammenstellen. Sie erwiderte, ob ich das nicht übernehmen wolle, da ich mehr über dieses Thema zu wissen schiene als irgend jemand, mit dem sie gesprochen hätte. Daraufhin begann ich einige Nachforschungen anzustellen, und so entstand zu einem späteren Zeitpunkt dieses Buch.

Während der beiden letzten Jahrzehnte lebte das Interesse an einer Therapie durch Blütenessenzen stark auf. Das führte zur Entdeckung oder Wiederentdeckung und Aufzeichnung einer großen Anzahl von Heilmitteln durch mehrere Leute, die an verschiedenen Orten und mit unterschiedlichen Methoden arbeiteten. Die verschiedenen Lehrmeinungen zu diesem Thema reichten von solchen, die alle »neuen« Heilmittel als Schwindel betrachten, bis zu jenen, die in der »Alles ist machbar«-Einstellung sich mit nichts befassen wollen, was älter als zwei Wochen ist. Dazwischen stehen viele verunsicherte Menschen, die vage Gerüchte und widersprüchliche Meinungen über eine oder mehrere Essenzgruppen gehört haben, für die es aber schwierig ist, Informationen zu bekommen oder solche Informationen in ein verständliches Schema einzuordnen. Die Situation, in der ich mich vor einigen Jahren befand, war die folgende: Ich hatte über viele Jahre die Bach-Heilmittel mit großem Erfolg angewendet und war mir nicht nur ihrer Kraft, sondern auch der eleganten Subtilität und der Vielseitigkeit von Dr. Bachs System sehr wohl bewußt. Als ich dann von der Verbreitung neuer Heilmittel, unter anderem ausgehend von der Westküste der USA, hörte, war meine erste Reaktion leicht skeptisch; diese Skepsis verstärkte sich, als immer mehr Berichte über neue Familien von Heilmitteln auftauchten. Zur gleichen Zeit zeigten sich allerdings Freunde und Kollegen, deren Urteil ich respektierte, begeistert von den erstaunlichen Resultaten, die sie mit diesen Wundermitteln erzielt hatten. Daraufhin begann ich mit eigenen Nachforschungen.

Der erste Teil dieses Buches befaßt sich mit den Bach-Heilmitteln; sie sind für die meisten Menschen noch immer die am besten bekannte und am leichtesten zugängliche Form der Blütentherapie. Der Rest stellt die Ergebnisse meiner Nachforschungen dar, mit dem Versuch, die verfügbaren Informationen in ein System zu bringen, das es erlaubt, neu dazukommende Informationen einzuordnen. Das Buch erhebt nicht den Anspruch, ein endgültiges Handbuch für dieses Thema zu sein, denn viele der bekannten Heilmittel sind nirgendwo dokumentiert und ohne Zweifel werden noch weitere entdeckt. Aber es wird, so hoffe ich, einige interessante Richtungen aufzeigen: Es ist eher ein kleiner Leitfaden, als ein ausführliches Baedeker vergleichbares Handbuch.

Ich habe die erwähnten Quellen erschöpfend genutzt und den Informationsteil so umfassend und genau wie möglich zusammengestellt. Ich hoffe deshalb, daß Sie, wenn Sie Blütenheilmittel bisher nicht benutzt haben, nach der Lektüre dieses Buches wissen, wie Sie beginnen sollen. Und wenn Sie schon mit den »alten« Heilmitteln vertraut sind, aber noch nicht wissen, wo Sie bei den neuen anfangen sollen, werden Sie hier eine Vorstellung davon erhalten, wo Sie suchen müssen, um Ihre Kenntnisse zu erweitern.

PM

1. Prinzipien der Blütentherapie

Gesundheit und Krankheit

Bevor wir uns mit der Heilung, was immer der Begriff bedeutet, befassen können, brauchen wir eine ungefähre Vorstellung davon, was wir unter Krankheit und Gesundheit verstehen. Dies setzt wiederum voraus, daß wir den Begriff »Leben« klar definieren. Durch die Anwendung der modernen allopathischen Medizin läßt sich das Verhalten des Körpers auf unterschiedliche Weise recht geschickt manipulieren. Dabei wird allerdings nicht klar, welcher Erfolg letztlich erwartet wird.

Wir sind aus Energie bestehende Wesen. Die Biologie und die anderen Naturwissenschaften haben sich fast ausschließlich darauf konzentriert, den Ablauf chemischer Prozesse in lebenden Organismen zu erforschen. Diese chemischen Prozesse sind jedoch ihrerseits nur vergröberte Manifestationen energetischer Prozesse. In den Philosophien des Altertums wurde das Leben immer mit den Begriffen der reinen Energie beschrieben. Die Entdeckungen der Physiker lassen von Jahr zu Jahr deutlicher werden, daß diese Denkweise keine phantasievolle Spekulation war, sondern die reine Wahrheit – wie schwierig dies auch mit den uns zur Verfügung stehenden Mitteln zu beweisen sein mag. Die Materie des Körpers ist, wie jegliche Materie, gewissermaßen aus Energiemustern zusammengesetzt, und alle Prozesse, die im Körper ablaufen, sowohl im gesunden als auch im kranken Zustand, werden von den subtilen Bewegungen und Änderungen dieser Muster gelenkt.

Allopathische Medizin und Energie-Medizin

Die allopathische Medizin wirkt direkt auf den Körper ein und zielt darauf ab, die *Auswirkungen* solcher Bewegungen und Änderungen abzuwandeln. Es gibt aber auch die verschiedenen Formen der *Energie-Medizin*, die die direkte Umwandlung dieser Muster bewirken sollen: Homöopathie, Akupunktur, Kinesiologie, Selbstheilung und Meditation, sie alle wirken auf der energetischen Ebene, wobei unterschiedliche Wirkungsweisen den Körper zu mehr Ausgeglichenheit und Befreiung von Dis-Harmonie anregen.

Alle Formen der Energie-Heilweise setzen die Existenz einer *Lebensenergie* und einer *Vitalitätskraft* voraus, die das Leben des physischen Körpers aufrechterhalten und organisieren. Schulmediziner und ebenso Physiker bestreiten das Vorhandensein solcher Kräfte, weil sie nicht in der Lage sind, sie zu messen. Die Gesetze der Thermodynamik besagen, daß Energie immer einen Gleichgewichtszustand anstrebt. So wird Wärme immer von dem wärmeren Objekt auf ein kälteres übergehen, aber niemals umgekehrt – dies ist das Prinzip der *Entropie*. Ein lebender Organismus widersetzt sich jedoch diesem Gesetz, indem er Energie in sich anhäuft, die er aus seiner Umgebung aufnimmt. Obwohl verschiedene Teile des Prozesses als chemische Reaktionen beschrieben werden können, hat noch niemand in »wissenschaftlichen« Begriffen die Frage wirklich beantworten können: Was hält einen lebenden Organismus eigentlich zusammen? Lebenskraft oder Vitalitätsenergie sind lediglich Etiketten, die für dieses scheinbar verantwortliche *Etwas* verwendet werden. Wir wissen weder, was es ist, noch wie es wirkt. Wir wissen lediglich, daß es auch uns nicht gäbe, wenn dieses *Etwas* nicht existieren würde.

Die meisten esoterischen Heilungssysteme beschreiben einen Energiekörper, der wie ein Kokon die physische Gestalt umschließt, und sowohl ihre Entwicklung als auch ihr Wachstum kontrolliert. Der physische Körper wird als Sekundärmanifestation dieses primären Energiekörpers gesehen, so etwa, wie das Licht aus einer Glühbirne die sekundäre Manifestation des unsichtbaren, durch den Draht fließenden Stroms ist.

Es ist hinreichend bekannt, daß die Arzneimittel und Behandlungen der konventionellen, allopathischen Medizin ebensoviel Schaden anrichten können, wie sie Gutes bewirken. Das ist auch der Grund dafür, daß ihre Anwendung in die Hand von bestens ausgebildeten Spezialisten gelegt ist, die verpflichtet sind, nach bestimmten Verordnungen verantwortungsbewußt zu handeln. Es wird oft gefragt, ob diese verschiedenartigen Wirkungen nicht auch bei den sogenannten »natürlichen« Arzneimitteln auftreten, und wenn nicht, woher sie die Fähigkeit nehmen, nur Gutes zu bewirken?

Obwohl verständlich, zielt diese Frage jedoch in die falsche Richtung, weil ihr das Verständnis dafür fehlt, daß Energie-Heilmittel in völlig anderer Weise wirken. Allopathische Medizin kann bei einer von zwei grundlegenden Voraussetzungen gerechtfertigt sein. Die traditionelle, durchaus verdienstvolle Vorstellung ist die, daß der Körper von Natur aus gesund ist, und daß Krankheit durch das Eindringen von Krankheitserregern oder anderer Kräfte ausgelöst wird. Im Idealfall kann der Körper solche Invasionen abwehren; die beste Heilmethode für den Körper ist natürlich die Selbstheilung. Der Heilungsprozeß kann unterstützt werden durch Ruhe sowie durch geeignete Pflege, die günstige Bedingungen für den Körper schafft. Ist die Invasion so stark, daß die körpereigenen Abwehrkräfte versagen oder gar der Tod droht, dann muß sie mit Medikamenten bekämpft werden, damit der Körper seine Kräfte wieder aufbauen kann. Ein Problem ist aber, das richtige Medikament zu finden und es so zu dosieren, daß nur die Krankheitserreger, nicht aber der Körper geschädigt werden. Da es sich bei beiden um lebende Organismen handelt, ist dies, gelinde gesagt, heikel, aber Ärzte und Patienten glauben, daß es möglich und notwendig ist.

Dieses Modell lebt fort als Kenntnisgrundlage für viele gute konventionelle Behandlungsarten. In anderen Bereichen scheint sich eine radikalere Betrachtungsweise festgesetzt zu haben, die aber nie deutlich dargestellt wurde. Sie besagt, der Körper sei von Natur aus nicht gesund oder zumindest sei sein Gesundheitszustand so labil, daß Gesundheit und Leben nur durch mehr oder weniger dauernde medizinische Betreuung gewährleistet werden. (Ein Anzeichen für diese Denkweise sind die offiziellen Statistiken, die den Gesundheitszustand einer Gesellschaft in Begriffen wie dem Wert der konsumierten Medikamente und den Ausgaben für die medizinische Versorgung ausdrücken.) Mit anderen Worten, unser Körper ist den Gesetzen der Entropie unterworfen und deshalb ständig bestrebt, sich aufzulösen – nur die Wissenschaft und Medikamente können ihn daran hindern. Die Wirkung allopathischer Medikamente bedeutet für den Körper eine starke Belastung, auch wenn sie ihm eigentlich helfen sollen. Es ist verständlich, daß der Körper auf entsprechende Belastung beliebig reagieren kann: zum

Guten oder zum Schlechten. Dies ist ein Grund, warum allopathische Medikamente eine Krankheit sowohl verursachen als auch »heilen« können.

Diese letztere Betrachtungsweise ist eindeutig falsch: Das natürliche Bestreben des Körpers muß auf das Leben und die Gesundheit ausgerichtet sein, sonst wären wir schon längst ausgestorben; ganz zu schweigen von all den verschiedenen Formen des Lebens, die sich in Millionen von Jahren entwickelt haben und die ohne die Wohltat der wissenschaftlichen Medizin überlebt haben. Der ungesunde Zustand des Körpers wird nur durch starke Belastung und Beanspruchung aufrechterhalten. Folglich muß er von der Belastung befreit werden, um die Wiederherstellung der Gesundheit zu ermöglichen. Wenn dies geschehen ist, kann eine Besserung durch einen kleinen Stimulus herbeigeführt werden, vorausgesetzt er erfolgt in die natürliche Richtung: Wie ein Stein, der nur mit großer Kraftanstrengung bergauf gerollt werden kann, durch einen geringfügigen Anstoß aus eigener Kraft den Berg hinunterrollt.

Schwingungsmedizin

Der Begriff *Schwingungsmedizin* wurde für eine Arbeitsrichtung geprägt, die es sich zum Ziel gesetzt hat, den soeben erwähnten Stimulus zu geben. Dafür werden die verschiedenen in der Natur vorkommenden Energieformen benutzt, um Schwingungen in lebenden Organismen zu modifizieren, was schließlich indirekt zu Veränderungen auf physischer Ebene führt. Damit sind einerseits Methoden gemeint, die Schwingungen direkt benutzen – Licht, Schall, Magnetismus usw. –, und andererseits Methoden, die die Herstellung von *Essenzen* aus einem Schwingungsursprung einbeziehen; solche Essenzen können dann in den Körper aufgenommen werden.

Die wichtigsten und zahlreichsten dieser Art Essenzen sind die aus Blüten und Pflanzen gewonnenen; ihnen gilt das Hauptanliegen dieses Buches. Das gleiche Prinzip kann aber auch auf andere natürliche Energiequellen angewendet werden und auch die daraus gewonnenen Essenzen sollen berücksichtigt werden.

Warum Essenzen?

Flüssigkeiten sind im allgemeinen die sensitivsten Träger für Schwingungen. Der Schall hat im Wasser eine größere Reichweite als in der Luft. Auch ein Stein erzeugt mehr Bewegung, wenn er in einen Teich geworfen wird, als wenn er nur auf die Erde fällt. Getrocknete Blüten haben das meiste von jener Schwingungsenergie verloren, die in der flüssigen Essenz erhalten bleibt. Wie wir wissen, besteht der menschliche Körper hauptsächlich aus Wasser; daraus folgt, daß alles, was in den Körper eingebaut werden soll, in flüssiger Form vorliegen muß. Die Tatsache, daß die aufgenommene Nahrung im Verdauungstrakt weitgehend verflüssigt wird, damit die Nährstoffe extrahiert werden können, erklärt, daß sowohl Nahrung als auch Arzneimittel in flüssiger Form leichter aufgenommen werden können. Deswegen überrascht es auch nicht, daß flüssige Essenzen die wesentlich effektiveren Überträger von besonderen Energien in den Körper sein können.

Warum Blüten?

Alles Leben verdankt seine Entstehung dem Sonnenlicht. Die in der Sonne wachsenden Pflanzen kann man sich als einzigartig sensitiv für das Gleichgewicht zwischen dieser primären Energiequelle und den Gravitations- und anderen Kräften der Erde vorstellen. Obwohl alle Teile der meisten Pflanzen als Medikamente verwendet werden können, konzentriert sich die wesentliche Energie in der Blüte, dem Fortpflanzungsorgan der Pflanze, das aber auch der Teil der Pflanze ist, der am kürzesten lebt und äußerst lichtsensitiv ist.

Wie werden die Heilmittel hergestellt?

Die präparierten Blüten werden üblicherweise in mit Wasser gefüllten Glasgefäßen dem Sonnenlicht ausgesetzt. So wird auf natürliche Weise die in der Sonne gespeicherte Energie genutzt. Bei einigen wenigen Blüten und auch einigen anderen Pflanzenteilen wird eine »Kochmethode« angewendet. Sie wird aber, wenn nicht unbedingt notwendig, als wenig befriedigend angesehen, weil damit leicht die wesentlichen Energien zerstört werden können. Um die Haltbarkeit der Essenzen zu verbessern, werden sie üblicherweise mit Alkohol oder anderen Konservierungsmitteln angesetzt. Einige wenige Tropfen der Originalessenz werden einer bestimmten Menge Weinbrand oder Wodka zugesetzt, das ergibt die Stammessenz. In dieser Form sind die Essenzen normalerweise im Handel. Für Personen, die Alkohol nicht vertragen, können rein wäßrige Konzentrate hergestellt werden; da aber ihre Lagerung schwierig ist, sind die alkoholischen gebräuchlicher. Das Interesse an anderen Konservierungsstoffen, z.B. Glycerin, nimmt zwar zu, sie werden aber zur Zeit im Handel nicht verwendet. Weitere Einzelheiten sind in den Kapiteln über die verschiedenen Heilmittel zu finden.

Wie werden die Heilmittel verordnet?

Die Blütenessenzen können auf vielfältige Art und Weise verordnet werden. Bei der klassischen, von Dr. Bach und seinen Anhängern angewendeten Methode wird in einem Gespräch mit dem Patienten sein seelischer Zustand diagnostiziert und das Heilmittel dementsprechend ausgewählt. Es ist aber auch möglich, die Verordnung nach verschiedenen Formen von Pendeluntersuchungen, Muskeltests oder einer angeleiteten Meditation vorzunehmen. Diese Arten der Diagnose und die verschiedenen Für und Wider werden zusammen mit den einzelnen Heilmittelgruppen besprochen.

Wie werden die Heilmittel eingenommen?

Um eine Therapieverdünnung herzustellen, gibt man einige Tropfen entweder in Wasser oder in eine Mischung aus Weinbrand und Wasser. Das Heilmittel kann direkt in dieser Konzentration aus dem Therapiefläschchen eingenommen werden oder es kann durch Zugabe weniger Tropfen in ein Glas Wasser nochmals weiter verdünnt werden. Sollte in einem Notfall das Verdünnen nicht möglich sein, können die Tropfen auch unverdünnt von der Stammlösung genommen werden. Die Anzahl der Verdünnungsstufen scheint die Wirkung des Heilmittels nicht zu beeinflussen.

Größere Verdünnungen sind unter Umständen wegen einer Abneigung gegen den Geschmack und gegen die Wirkung des Alkohols vorzuziehen. Wie bereits erwähnt, ist die nur mit Wasser verdünnte Therapielösung nicht sehr gut haltbar und sollte deshalb bei warmem Wetter im Kühlschrank aufbewahrt und regelmäßig kontrolliert werden. Ebenso ist es ratsam, die Verdünnung mit Alkohol vorzunehmen, wenn eine Therapieflasche längere Zeit aufgehoben werden soll. Eine Alternative, die sich zunehmender Beliebtheit erfreut, ist die Zugabe von Glycerin zum Verdünnungswasser. Dies ist ein Kompromiß für alkoholsensitive Patienten; die Haltbarkeit ist allerdings nicht so gut wie bei Zusatz von Alkohol, aber besser als in reinem Wasser. Die genauen Dosierungen variieren etwas; sie werden bei den einzelnen Heilmittelgruppen besprochen.

Wie wirken die Heilmittel?

Die Wirkung der Heilmittel macht sich am deutlichsten auf der Gefühlsebene bemerkbar. Wie wir wissen, können wir uns in jedem Stadium einer Krankheit »besser fühlen«, noch bevor eine meßbare Besserung der Symptome einsetzt. Die Schwingungen des Körpers wurden in die richtige Richtung verändert. Erst darauf können die physischen Veränderungen folgen, weil die physische Substanz des Körpers in sein Energiefeld eingebettet ist. Die Heilmittel, die eher das *Fühlen* beeinflussen als das Übel selber, wirken auf der Ebene dieser Schwingungen und führen dadurch schneller die Wende zum sich Besserfühlen herbei, dem dann die eigentliche Heilung folgen kann.

Sind die Heilmittel ungefährlich?

Die Heilmittel sind vollkommen ungefährlich: Die angewendeten Energien sind so subtil, daß sie nur Veränderungen stimulieren, die ohnehin im Körper ablaufen würden. Aus diesem Grund werden sie entweder Gutes bewirken oder gar nichts. Es kann nicht die Rede davon sein, daß sie extreme Wirkungen oder Nebenwirkungen hervorrufen, wie allopathische Medikamente dies tun können – alles was die Heilmittel tun, ist einen winzigen Stimulus zur Heilung zu geben. Wenn man mehr als notwendig einnimmt, wird der positive Aspekt des Heilmittels nur verstärkt; nimmt man ein ungeeignetes Heilmittel, dann wirkt es eben nicht. Alle Bach-Heilmittel werden aus ungiftigen Blüten gewonnen. Einige andere Heilmittelserien verwenden die Blüten giftiger Pflanzen, z.B. Aconite (Eisenhut), die aber in ihrer Heilmitteldosierung so stark verdünnt sind, daß sich die Frage einer chemischen Wirkung nicht stellt. Die wenigen nachteiligen Reaktionen, die gelegentlich auftreten, sind eher auf den Weinbrand als auf die Essenz zurückzuführen.

Können die Heilmittel gegen ernste physische Krankheiten helfen oder beschränkt sich ihre Wirkung auf Geist und Gefühle?

Die moderne westliche Medizin betrachtet die Fragen nach Krankheit und Gesundheit als Probleme, die sich Stück für Stück lösen lassen, so als ob das Ganze aus »zufällig« vorhandenen Teilen bestünde, die in völlig willkürlicher Weise zusammenarbeiten. Die traditionelle Naturmedizin hat dagegen immer die Ansicht vertreten, daß der Mensch nur als Ganzes betrachtet werden kann, und daß Krankheit nur unter Berücksichtigung dieses ganzheitlichen Wesens behandelt werden sollte. Wenn das Fleisch des Körpers als etwas aus dem Geist Entstehendes, als *In-Karnation*, gesehen wird, dann folgt daraus, daß Krankheiten des Körpers ihren Ursprung in Erkrankungen des Geistes haben, und nur ein geheilter Geist den Körper heilen kann. Dies kann jedoch ein subtiler, langwieriger Prozeß sein. Während dieser Heilung von innen heraus kann der geschwächte Körper durchaus die Unterstützung durch die konventionelle Medizin benötigen. Die Anwendung der Heilmittel zielt nicht, und hat nie darauf abgezielt, eine verantwortungsbewußte und aufgeklärte medizinische Betreuung zu ersetzen, sondern deren Erfolg zu unterstützen.

Sollten die Heilmittel ausschließlich allein angewendet werden oder können sie mit anderen Therapieformen kombiniert werden?

Blüten-Heilmittel lassen sich im allgemeinen mit anderen Behandlungsformen gut vereinbaren. Sie stören in keinem Fall; es ist auch nichts darüber bekannt, daß sie deren Wirkung blockieren würden oder als Gegenmittel wirken könnten. In vielen Fällen ist es sowohl für den Arzt als auch für den Patienten günstiger, nicht mehrere, sondern nur jeweils eine Therapie anzuwenden, damit klar unterschieden werden kann, welche gewirkt hat. Das gleiche Argument trifft auch für das Kombinieren von Heilmitteln zu. Mit zunehmender Erfahrung verlieren diese Überlegungen jedoch an Bedeutung: Wird das richtige Heilmittel gegeben, dann wirkt es auch.

Es ist wichtig, alle Umstände zu berücksichtigen, die eine Wirkung auf den gesamten Gesundheitszustand, ganz besonders aber auf die zu behandelnden Probleme, haben könnten. Viele konventionelle Medikamente können ohne Zweifel die spezifischen Symptome bekämpfen, für deren Behandlung sie entwickelt worden sind, aber sie können auch die allgemeine Vitalität schwächen. In einem solchen Fall wird die wirkliche Gesundung ein mühsamer Prozeß. Ähnlich ist es, wenn ein Problem ständig verschlimmert wird, etwa durch eine völlig falsche Ernährung oder eine unvernünftige Lebensweise; dann wäre es unrealistisch, mehr als nur einen begrenzten Erfolg zu erwarten. Man muß also zunächst an die *Beseitigung der Hindernisse* für die Heilung denken, damit der von dem Heilmittel angebotene Stimulus voll zur Wirkung kommen kann.

Wie kann man sicher sein, daß die gekauften Heilmittel unverfälscht sind?

»Bach-Blütenessenzen« werden vom Bach Centre in Mount Vernon bereitgestellt. Der Name und verschiedene Einzelheiten des Verpackungsmusters sind verbindlich durch Copyright geschützt. Obwohl die Heilmittel in alle Welt verkauft werden, ist die Wahrscheinlichkeit gering, daß eine ordnungsgemäß etikettierte Flasche mit Blütenessenzen etwas anderes enthält. Im Hinblick auf andere

Heilmittel ist wahrscheinlich der beste Weg, soweit möglich direkt bei den Herstellern zu kaufen oder von einem bekannten Verteiler, wie z.B. der Flower Essence Association, oder von einem seriösen örtlichen Lieferanten. Ich habe nie von Schwierigkeiten mit nachgemachten, verunreinigten oder sonstwie unzulänglichen Heilmitteln gehört, aber wahrscheinlich sollte man vorsichtig sein (siehe unten).

Sollten die Heilmittel nur von einem qualifizierten Fachmann verordnet werden?

Nicht unbedingt. Es war Dr. Bachs eindeutige Absicht, den Gebrauch seiner Heilmittel so einfach zu gestalten, daß jederman sie sich und seiner Familie verordnen kann. Häufig ist dies der beste Weg, denn bereits die Beschäftigung mit den Heilmitteln und deren Verordnung führt zur Entwicklung eines Verständnisses, das ebenso wertvoll sein kann, wie die eigentliche Wirkung der Heilmittel. Als Behandelnder spreche ich für gewöhnlich mit meinen Klienten über die Heilmittel, erstens, um mich zu vergewissern, daß sie die Veränderung, die ich mir für sie vorstelle, verstehen und damit einverstanden sind (!), und zweitens, um sie anzuregen, sich für die Heilmittel zu interessieren.

Wie findet man einen Behandler?

Die Ausbildung der Leute, die als Behandler mit Blüten-Heilmitteln tätig sind, kann von einem Wochenend-Seminar über eine Gruppe von Heilmitteln bis zu lebenslanger Erfahrung und breiter klinischer Ausbildung reichen. Man sollte nicht nach dem Praxisschild auswählen, sondern nach dem Wesentlichen suchen, wobei man sich nicht scheuen sollte, die Leute zu fragen, was genau sie tun und wie sie ihre Kenntnisse erworben haben. Viele Leute, die so wie ich, auf benachbarten Gebieten praktizieren, werben für sich nicht ausdrücklich als Behandler mit Blüten-Heilmitteln, sondern benutzen die Heilmittel gegebenenfalls in Verbindung mit ihrem jeweiligen Spezialgebiet. Dazu können Aromatherapeuten, Lehrer der Bates-Methode (Visions-Erziehung), Berater, Kinesiologen, Reflexologen und andere gehören.

Wie kann man die Anwendung der Heilmittel erlernen?

Am Ende dieses Buches sind im Kapitel »Kontakte« Adressen von Lieferanten aufgeführt, die auch eine Art Trainingsseminare und Beratungen anbieten. Auch einige örtliche Behandler führen Kurse und Workshops durch.

Das Literaturverzeichnis enthält eine umfassende Liste der verfügbaren Bücher über dieses Thema, mit einigen Anleitungen. Wenn Sie die Heilmittel regelmäßig benutzen möchten, ist es unbedingt ratsam, sich so breit wie möglich zu informieren.

Abschließend sei gesagt, daß Wissen aus Erfahrung entsteht: Soviel wie möglich Lesen, Diskutieren, Nachdenken. Das Wichtigste aber ist, die Heilmittel anzuwenden und aus den erzielten Ergebnissen zu lernen. Man sollte sich die Heilmittel kaufen, die man für die geeignetsten hält, und dann damit beginnen, sie für eindeutige Situationen und Befunde einzusetzen. So wird man feststellen, daß das Verständnis an Tiefe und Subtilität gewinnt. Viel Spaß!

2. Dr. Bach und die Englischen Blüten-Heilmittel

Die erste Gruppe der uns heute bekannten Blüten-Heilmittel sind die von Dr. Bach (1887–1936) entdeckten. Er studierte Medizin und wurde schon bald ein überzeugter Homöopath. Seine Ausbildung zum Pathologen nutzte er eine Zeitlang, um sich auf die Erforschung der *Nosoden* zu spezialisieren – Stoffe, die bei Erkrankungen entstehen und als Arzneimittel angewendet werden. Eine spezielle Gruppe dieser Mittel, die aus erkranktem Darmgewebe gewonnen werden, sind auch heute noch als »Bach-Nosoden« bekannt. Dr. Bach war sein Leben lang ein tief religiöser Mensch. Er befaßte sich mit der Medizin, weil er sich zum Heilen berufen fühlte. Von der Heilkraft der Homöopathie war er zwar überzeugt, fand aber sowohl die Komplexität der Verordnung, als auch die wenig schmackhaften Substanzen, mit denen er arbeiten mußte, ziemlich unbefriedigend. Er suchte nach einer für den Laien leicht zu handhabenden Heilmethode, die sozusagen direkt aus dem Licht käme und nicht aus der Dunkelheit der Nebenprodukte einer Erkrankung zutage gefördert würde.

Zur Erholung von seiner Arbeit in London machte er gern Ferien auf dem Land. In all den Jahren, während er noch in London arbeitete, und dann später, nachdem er seine Praxis aufgegeben hatte, verbrachte er viel Zeit in Wales und Norfolk. Er machte lange Spaziergänge durch Wälder und Wiesen, zuerst allein, dann mit seiner Freundin und Assistentin Nora Weeks. Allmählich bemerkte er während dieser Wanderungen, daß er sich von speziellen Pflanzen intuitiv angezogen fühlte, die er mit bestimmten Gefühlen in Verbindung brachte. Später erlebte er »aus heiterem Himmel« auf weitaus eindringlichere Weise unbekannte und unerklärliche Gefühle: Wenn es ihn, um frische Luft und Bewegung zu genießen, aus dem Hause trieb, fand er sich zu seiner Verwunderung zu einer bestimmten Pflanze oder einem Baum hingelenkt, und allein durch ihre Gegenwart besserte sich sein unerfreulicher Zustand. Er gelangte zu der Überzeugung, daß diese Erfahrungen kein Zufall waren, sondern eine Antwort auf seine Gebete: Die Gefühle, die er wahrgenommen hatte und die Pflanzen, die ihm so wohl getan hatten, waren der Schlüssel zu einem neuen Weg der Heilung.

Nachdem die Zahl der Heilmittel auf 38 angewachsen war, hörten die Wahrnehmungen auf und Dr. Bach schloß daraus, daß seine Arbeit vollendet war. Die 38 Heilmittel entsprechen sorgfältig beschriebenen Gefühlszuständen, die Dr. Bach zufolge das gesamte Spektrum menschlicher Gefühle umfassen. Sie bilden somit ein vollkommenes Heilungssystem, dem, ähnlich dem Buch der Offenbarung, nichts hinzugefügt oder weggenommen werden sollte. Er betonte die Notwendigkeit der Klarheit und Einfachheit, und er soll genau vorhergesehen und auch davor gewarnt haben, daß Versuche, sein Werk zu verbessern, nur Verwirrung stiften würden. Dies führt natürlich zu einer anhaltenden Kontroverse über die »neuen« Heilmittel, worauf später noch eingegangen wird.

Dr. Bach gründete ein Heilungszentrum in einem kleinen Haus in Mount Vernon in Oxfordshire. Dort konnten viele der für die Heilmittel verwendeten Pflanzen im Garten gezogen werden, oder sie wuchsen wild in der Nähe. Dies war verständlicherweise sehr wichtig, weil zur Gewinnung einer *Essenz* aus der Pflanze die Präparation aus möglichst frischen Blüten hergestellt werden sollte.

Dr. Bach starb relativ jung, nicht lange nach Vollendung seines Werks. Bezugnehmend auf den Titel seines ersten Buches mögen Spötter fragen, warum er sich nicht selber heilen und sein Leben verlängern konnte. Diese Frage unterliegt dem weitverbreiteten Irrtum, daß es der Sinn der Heilung sei, den Tod abzuwenden. Wenn man, wie Dr. Bach, das gegenwärtige Leben nur als eine Episode betrachtet und den Tod nur als einen Übergang von einem Zustand in einen anderen, dann ist es verständlich, daß keine Notwendigkeit für ein Weiterleben gegeben ist, sobald man das Werk, für das man berufen war, beendet hat. Nach Dr. Bachs Tod wurde die Herstellung der Heilmittel in Mount Vernon von Kustoden weitergeführt. Victor Bullen und Nora Weeks, die das Zentrum lange Jahre betreuten, waren enge persönliche Freunde von Dr. Bach. Sie betrachteten sich als Sachwalter seines Vermächtnisses und sahen ihre Aufgabe darin, dieses Vermächtnis zukünftigen Generationen zu erhalten.

Auf Victor und Nora folgte Nickie Murray, die das Zentrum im gleichen Geist und mit viel Erfolg leitete. Sie wurde eine Zeitlang von Judy Howard und John Ramsell, den späteren Kustoden, unterstützt. Außerdem war da noch Julian Barnard, der heute nach Dr. Bachs Vorschriften Heilmittel herstellt mit dem Handelsnamen »Healing Herbs« (Heilende Kräuter).

Es gibt keinen Stillstand im Leben, auch jedes Arbeitsgebiet muß sich fortentwickeln, sonst stirbt es. Die jüngste Geschichte der Blüten-Heilmittel zeigt, wie dies auf verschiedene Weise geschehen kann. Das Bach-Centre war natürlich immer bestrebt, die Unversehrtheit und Einmaligkeit von Dr. Bachs Werk zu bewahren, es aber auch über die ganze Welt zu verbreiten. Der Umfang der Herstellung und der finanziellen Transaktionen haben ein Ausmaß angenommen, das Dr. Bach überrascht hätte. Die Führung eines Geschäfts von dieser Größe erforderte auch gesetzliche Regelungen, z. B. um das Warenzeichen und die Copyrights zu schützen; außerdem war es notwendig, die Herstellung der Heilmittel sowie des Informationsmaterials zu überwachen. Das Geschäft ist jetzt im Besitz der Firma Nelson's Pharmacy. Zweifellos wird durch diese zusätzliche Unterstützung weiteres Wachstum und weitere Entwicklung gefördert, ohne daß an die Qualität der Heilmittel Zugeständnisse gemacht werden. In diesem Buch werden auch die Resultate der Leute beschrieben, die sich für eine Weiterentwicklung sowohl durch Erweiterung der Anzahl wie auch der Art der Heilmittel entschieden haben. Das ist eine umstrittene Angelegenheit: Die Bach-Puristen stehen buchstabengetreu zu Dr. Bachs Aussage, daß keine weiteren Heilmittel gebraucht werden, während jene, die neue Heilmittel finden, behaupten, daß allein durch ihre Entdeckung der Bedarf bewiesen ist.

Julian und Martine Barnard von Healing Herbs haben sich entschlossen, die Entwicklung mehr in die Tiefe als in die Breite voranzutreiben. Sie wollen weder zusätzliche Essenzen erproben, noch das Angebot an Heilmitteln erweitern. Vielmehr kehrten sie zum Geist von Dr. Bachs Werk zurück, indem sie danach trachten, die Pflanzen zu verstehen und die Heilmittel nach Dr. Bachs anfänglichen Methoden zuzubereiten. Sie spüren gern neue Fundorte für ihre Blüten auf, vorausgesetzt sie *fühlen* richtig. Hier tritt sehr deutlich das Dilemma zutage, mit dem sich alle konfrontiert sehen, die eine »Tradition bewahren« wollen. So ist es z.B. leicht gesagt, die Blüten sollten an ihren Originalstandorten gesammelt werden, möglichst von Dr. Bachs ursprünglichen Pflanzen. Aber dieser Ort kann jetzt neben einer Autobahn oder unterhalb eines Einkaufszentrums liegen. Selbst wenn der ursprüngliche Baum noch dort stehen würde, wäre er wohl nur ein altersschwacher, verstümmelter Schatten des frischen, jungen Exemplars, das Dr. Bach kannte. Sollte man also die Form der Tradition aufrechterhalten oder versuchen, ihren Geist wiederzubeleben? Mit dieser Frage müssen sich alle Nachfolger großer Männer ständig auseinandersetzen, und jeder muß sie für sich selbst beantworten.

Wir haben immer die Möglichkeit, wie Dr. Bach sagt, nicht nur das Wahre vom Falschen unterscheiden zu können, sondern auch den für uns richtigen Weg zu finden. In diesem Sinne habe ich auf den folgenden Seiten möglichst alles Wissenswerte über »neue Heilmittel« zusammengestellt. Ich habe es vermieden, eine Beurteilung ihrer jeweiligen Vorzüge oder der Arbeit und Meinung anderer einfließen zu lassen. Es ist aber vor allem anderen notwendig, daß wir uns näher mit der Natur und der Anwendung der wundervollen Heilmittel befassen, die durch Dr. Bachs Gabe entdeckt wurden und die er so freigebig der Welt hinterlassen hat.

3. Die 38 Heilmittel des Dr. Bach

Die Bach-Heilmittel sind zweifellos die am besten bekannten und am leichtesten verfügbaren Blüten-Essenzen. Sie sind auch die am vollständigsten beschriebenen und erprobten, so daß sie der naheliegende Ausgangspunkt für jemand sind, der Interesse daran hat, ihre Verordnung zu erlernen. Wenn man die Prinzipien des Bach-Systems verstanden hat, kann man auch die anderen Heilmittel-Gruppen mit ihren mannigfaltigen Unterschieden in Betracht ziehen.

In dem Abschnitt über Veröffentlichungen in diesem Buch sind alle Publikationen des Bach-Centre aufgelistet, ebenso eine Reihe anderer Bücher, die für eine zukünftige verordnende Person unschätzbar sind. Absolut unentbehrlich ist das (kostenlos erhältliche) Merkblatt, das die Heilmittel mit kurzen Beschreibungen ihrer Grundzüge aufführt. Meine eigenen Beschreibungen der Heilmittel in diesem Kapitel gründen sich auf Erfahrung und können im Detail oder in der Gewichtung von anderen abweichen. Ich habe mich vor allem bemüht, Darstellungen zu gestalten, die eher klar als technisch endgültig sind und dies im Hinblick darauf, daß jemand voller Überzeugung anfangen kann zu verordnen und schnell lernt, wie die Heilmittel in der Praxis wirken.

AGRIMONY, AGRIMONIA EUPATORIA, ODERMENNIG

Der Agrimony-Charakter verbirgt Schwierigkeiten hinter einem beherrschten Gesicht. Ganz gleich, welcher Art die Schwierigkeiten sein mögen, dieser Mensch hat immer die Redensart »Mir geht's gut« parat. Bis zu einem gewissen Grad mag das bewunderungswürdig sein, denn es gibt wahrscheinlich schon genügend Menschen, die nur allzu bereitwillig über ihre Schwierigkeiten sprechen wollen (siehe Heather), so daß die Bemühungen des Agrimony-Typs, niemandem zur Last fallen zu wollen, angenehm auffallen mögen. Das Problem aber ist, daß dies keine Lösung darstellt: Der Agrimony-Mensch mag sich selbst nicht eingestehen, daß er ein Problem hat. Statt dessen unterdrückt er seinen Kummer so gründlich, daß er im verborgenen wächst und zu einer schweren Störung führen kann.

Dieses erste Heilmittel, Agrimony, ist wie kein anderes geeignet, die Kraft des Bach-Systems und seine Anwendung zu zeigen. Für die übliche Form der Verordnung ist es nicht notwendig, in abgeschirmte seelische Bereiche zu tief einzudringen – allein die Tatsache, daß sie in einer bestimmten Weise abgeschirmt sind, besagt alles. Ein Patient, der sich zwar einer leichten Unstimmigkeit bewußt ist, sich aber nicht tiefergehend therapieren lassen möchte, wird wohl bereit sein, die traditionelle Blütentherapie zu akzeptieren. Behandlungen, die wesentlich invasiver wären (z.b. der Muskeltest), oder die mehr detaillierte Informationen erfordern würden (z.B. die Homöopathie), lehnt er eher ab.

Wenn Agrimony erfolgreich angewendet wird, kann es sein, daß sich das Problem auflöst, ohne offenzulegen, worum es eigentlich ging. Es kann jedoch ebensogut sein, daß der Patient »sich öffnet« und fähig ist, in einer Weise zu handeln, die ihm vorher nicht zugänglich war. Auf die eine oder andere Art kann Agrimony oft gerade denjenigen helfen, die aufgrund ihrer Neigung, ihre Leiden zu verbergen, anderweitig keinerlei Hilfe finden würden.

ASPEN, POPULUS TREMULA, ESPE oder ZITTERPAPPEL

Der Espen-Baum ist so empfindlich, daß er bereits in einer so leichten Brise zittert, die man nicht einmal auf der Haut spürt; eine Warnung vor etwas, das man noch nicht bemerken kann. Dies illustriert die alte *Lehre von den Kennzeichen* – die Pflanze ist sichtbar ähnlich dem Organ oder dem Zustand, den sie heilt. Der Aspen-Typ fürchtet sich vor etwas – aber niemand weiß wovor. Es ist ein namenloses Grauen und ein Gefühl, daß ihm ein schreckliches Unglück zustoßen wird, er hat aber keine Vorstellung davon, was oder warum dies geschieht. Neben anderem empfiehlt sich Aspen als gutes Heilmittel gegen Platzangst und gegen offensichtlich grundlose panische Anfälle. Es kann ebensogut geeignet sein für die Furcht von Kindern, z.B. vor der Dunkelheit oder dem Alleinsein und zwar dann, wenn keine klare Vorstellung vorhanden ist, *was* voraussichtlich aus der Dunkelheit kommen könnte. (Wenn es eine klare Vorstellung gibt, dann ziehe man Mimulus in Erwägung.) Alle diese Zustände bereiten Ärzten große Schwierigkeiten, weil sie die Gründe für die Erlebnisse der Patienten erfahren wollen. Wenn das nicht möglich ist, tendieren sie dazu, sie als unrealistisch abzutun. Deshalb greifen sie üblicherweise auf Allzweck-Tranquilizer zurück, die auf die Stimmung wirken, ohne auf den Grund zu gehen. Obwohl dieser Grund nicht erkennbar sein mag, so gibt es doch etwas, das offensichtlich existiert, und Aspen kann dies finden und beseitigen, ohne es mit Namen nennen zu müssen.

BEECH, FAGUS SYLVATICA, ROTBUCHE

Der Beech-Charakter wird als »kritisch und intolerant gegen andere« beschrieben. Ein wichtiger, beachtenswerter Punkt, der Beech von anderen Typen unterscheidet, ist der, daß Beech (in der reinen Form) selbst nichts Besseres zu bieten hat. Die alten Geschichten aus Internatsschulen stellen immer einen solchen Charakter heraus, der sich an keiner Aktivität beteiligen will, aber von der Seitenlinie aus, die ehrlichen, um Leistung bemühten Kerle verhöhnt und verspottet. Manchmal geht dieser Charakter zu aktiver Feindseligkeit über; in einem solchen Fall sollte man an Holly denken (siehe unten). Für das Beech-Heilmittel wäre es eine bei weitem zu harte Aufgabe, weil dieser Charakter im Extremfall nicht nur negativ ist, sondern auch ausgesprochen passiv. Der Beech-Typ ist die »permanente Opposition« in Ausschüssen aller Organisationen, immer besonders gut im Verdammen von Ideen und Bemühungen der anderen, der sich aber nie herabläßt, eigene Beiträge anzubieten. Dies unterscheidet ihn vom Vine-Typ, der ganz schön ätzend in seiner Kritik sein kann, aber nur als Vorspiel dafür, einen zum Umdenken anzuregen und zum Erkennen, wie es gemacht werden sollte (womit er oft recht hat).

CENTAURY, CENTAURIUM UMBELLATUM, TAUSENDGÜLDENKRAUT

Der Centaury-Charakter wurde als »menschlicher Fußabstreifer« bezeichnet. Es kann durchaus sein, daß ein Centaury-Typ einen Partner anzieht, der eine Dosis Vine (siehe unten) braucht oder noch etwas Stärkeres.

Centaury-Kinder werden in der Schule schikaniert; Centaury-Erwachsene werden von ihren Partnern schikaniert; Centaury-Arbeiter werden von ihren Vorgesetzten schikaniert, und sie alle beklagen sich nie, sondern akzeptieren dies als ihr Los. Es ist ein grundsätzlicher Mangel an Selbstachtung, der ihnen ermöglicht, diese regelmäßigen Kränkungen nicht nur zu erlauben, sondern sie irgendwie zu brauchen, was weder für sie noch für ihre Peiniger gut ist.

Dies muß sehr sorgfältig von den positiven Aspekten unterschieden werden: Bereitschaft zu Disziplin, anderen zu helfen usw. Eine der Hauptschwierigkeiten mit Centaury-Leuten ist die, daß sie oft zögern, nach Hilfe zu suchen, weil sie das, was ihnen geschieht, so unerfreulich es auch ist, als natürliche Ordnung betrachten. Sie werden sagen:»Es macht mir nichts aus, daß ich doppelt so viel arbeite wie jeder andere im Büro – ich bin gern hilfsbereit«, oder »Natürlich habe ich es nicht gern, wenn mich mein Mann anschreit, wenn sein Hemd nicht richtig gebügelt ist; aber er arbeitet so hart und er muß immer gut angezogen sein, also versuche ich ihn zu verstehen, es macht mir in Wirklichkeit nichts aus«. Centaury verhilft dieser Bereitwilligkeit zu einer Befriedigung, die sich in einer positiveren Lebenseinstellung ausdrückt.

CERATO, CERATOSTIGMA WILLMOTTIANA, BLEIWURZ ODER HORNKRAUT

Cerato personifiziert eine der größten Plagen der Menschheit: Eine Person, die immer Ratschläge will und nie danach handelt. Ein Cerato-Typ mit Kopfschmerzen wird im typischen Fall bei allen seinen Freunden ratsuchend herumtelefonieren und die Telefonnummern ihrer Chiropraktiker, Homöopathen, Akupunkteure, Alexander-Lehrer, Kräuterkenner und wessen auch immer sammeln. Der nächste Schritt ist dann, alle diese Leute anzurufen, um sie zu fragen, ob sie helfen können. Dabei wird nicht nur jedes Detail erschöpfend diskutiert, um klarzumachen, daß es sich weder um ein gewöhnliches Kopfweh handelt noch um eines, das bisher aus der Geschichte der Menschheit bekannt ist. Es wird darüber hinaus auch über alle Ansichten diskutiert, die bisher geäußert wurden (»Der Chiropraktiker meint, es könnte ein verschobener Wirbel sein – denken Sie, das ist wahrscheinlich?«) und über jede Idee, die er aus zahlreichen einschlägigen Fachbüchern entnommen hat. Schließlich widerfährt einem der unglücklichen Berater die zweifelhafte Ehre eines Besuchs: Er hört sich noch einmal das ganze Geschwätz an, gibt den besten Rat und vereinbart einen weiteren Termin. Diese Verabredung wird sehr wahrscheinlich nicht eingehalten (»Ich habe mit meinem Freund gesprochen, er hat mir von diesem wundervollen Mann erzählt, den er getroffen hat und ich dachte, ich sollte es mit ihm versuchen.«) und wenn doch, dann wird es eine Zeitverschwendung werden (»Ich habe angefangen, die Pillen zu nehmen, die Sie mir gegeben haben, aber ich fühlte mich danach etwas unbehaglich und war nicht sicher, ob es wegen der Pillen war oder nicht, Aber ich dachte, es ist besser damit aufzuhören, und dann mußte ich ohnehin zu meinem Akupunkteur gehen …«).

Dieses Verhalten betrifft nicht nur den Gesundheitszustand. Ich habe einmal versucht, einer solchen Person das Klavierspielen zu lehren, und ich wurde leider auch häufig von Bekannten beim Kauf von Booten, Fahrrädern, Computern um Rat gebeten – es war immer wieder dasselbe. Die Sache ist die, daß der Vollblut-Cerato so ängstlich bemüht ist, das Beste und nur das Beste zu tun, daß er schließlich gar nichts tut und dabei viel eigene Energie und die anderer vergeudet. Dies kann gelegentlich jedem von uns passieren, wo wir doch von zahlreichen verschiedenen und sich widersprechenden Informationen umgeben sind. Wenn man aber gesund bleiben will, muß man an einem bestimmten Punkt »genug« sagen, eine Entscheidung treffen und sich anderen Dingen zuwenden.

Eine gute Cerato-Verschreibung wird die Hemmung der Entscheidungsfindung abbauen und dadurch ermöglichen, Informationen auf ihre Glaubwürdigkeit zu prüfen, um zu einer ausgewogenen Entscheidung zu kommen und dabei zu bleiben. Da das Heilmittel auch die positive Seite verstärkt, ist es auch für jemanden nützlich, der die Cerato-Symptome nicht zeigt, der aber wegen eines Überangebots an Informationen bei der Entscheidungsfindung steckenbleibt.

CHERRY PLUM, PRUNUS CERASIFERA, KIRSCHPFLAUME

Cherry Plum ist geeignet für Zustände von heftiger Wut bis zu dem Punkt, an dem man nicht mehr weiß, was man tut. Es ist im Normalfall als akutes Heilmittel gedacht – man kann sich schwer vorstellen, daß der Cherry-Plum-Zustand von langer Dauer ist. Aber der Cherry-Plum-Typ lebt sicher in einem Zustand latenten Zorns, der durch einen geringfügigen Anlaß zum Ausbruch kommen kann, z.B. durch Alkoholgenuß oder eine leichte Provokation. Das Cherry-Plum-Opfer wird immer eine Ausrede für sein (meistens sein, aber manchmal auch ihr) Verhalten finden: Armut, Streß, oft auch eine Schuldzuweisung an die Liebe. Es gibt aber viele Menschen, die weit mehr unter solchen Verhältnissen leiden, sich aber nie diesem Zustand ergeben. Als Mensch sollte man sich bewußtmachen, daß man die Möglichkeit der Wahl hat und Verantwortung übernehmen kann. Cherry Plum hilft, dieses lebenswichtige Bewußtsein aufzurütteln. In einigen Teilen der Welt würde Cherry Plum im Trinkwasser ohne Zweifel die Leiden geschlagener Frauen verhindern und das Leben von mißhandelten Kindern retten. Vielleicht könnte es sogar in Kombination mit Holly die Tendenz vermindern, nutzlose und bittere Kriege anzufangen und zu verlängern. Man sollte mit dem Heilmittel zu Hause anfangen, sobald man das Verlangen spürt, einen Teller zu zerschlagen. (Wenn es dazu zu spät ist, sollte man es mit Rescue Remedy für sich und seine Umgebung versuchen!)

CHESTNUT BUD, AESCULUS HIPPOCASTANUM, ROSSKASTANIE (grüne Knospen)

»Manche Menschen lernen eben nie dazu!« Chestnut Bud hilft ihnen in großen wie in kleinen Dingen. Im Frühjahr hat jede Grundschule auf ihrer Naturkundetafel eine Darstellung der »klebrigen Knospen« des Roßkastanienbaums. Chestnut Bud kann in der Kindheit ein wichtiges Heilmittel für diejenigen sein, die sich in eine Aufgabe verrannt haben und denen es offenbar an Phantasie für einen anderen Lösungsweg fehlt. Patrick Macdonald, der uns die Alexander-Technik lehrt, würde sagen: »Wenn du nicht auf Anhieb Erfolg hast, versuche das gleiche nicht noch einmal«, und hat wie üblich recht. Chestnut Bud ist geeignet für Menschen, die immer wieder die gleiche Sache versuchen und nicht in der Lage sind einzusehen, warum es nicht geht. Dies kann später im Leben auch auf einer tieferen Ebene für emotionale Muster und Fixierungen gelten: z.B. bei Menschen, die sich bei aufeinanderfolgenden Partnern immer wieder nach dem gleichen Muster verhalten, weil sie meinen, diesmal wäre alles ganz anders und dann doch immer wieder scheitern. Selbst bei großer Einsicht und mit der Hilfe von ausgebildeten Therapeuten kann eine Änderung dieser Muster aus den früheren Jahren furchtbar schwierig sein, und Chestnut Bud könnte gerade sie ein bißchen leichter machen.

CHICORY, CICHORIUM INTYBUS, WEGWARTE/ZICHORIE

Chicory ist ein Heilmittel für Schwiegermütter und unverheiratete Tanten. Selbstverständlich nur im übertragenen Sinne: für die Gestalten aus den Karikaturen mit scharfer Zunge und bohrendem Blick, die immer bereit sind, ihre lange und reiche Lebenserfahrung an einen Verwandten weiterzugeben, für den sie eine Art Autorität sein wollen. Die einzige Lebenserfahrung, über die sie wirklich verfügen, ist aber die *Manipulation durch Erzeugen von Schuldgefühlen*. Man kennt auch Eltern, die ihren Kindern nicht erlauben wollen, erwachsen zu werden. Das kann sich so äußern, daß sie diese über das Heiratsalter hinaus daheim behalten. Oder diese Haltung drückt sich einer »Hilfe« bei der Betreuung der Enkel aus, die darin gipfelt, sie zu übernehmen, weil (nach Großmamas Meinung) die Eltern so offensichtlich unfähig sind, daß daraus anderenfalls ein klarer Fall für den Sozialdienst würde. Ebenso gibt es Ehemänner und Ehefrauen, die ihre Ehepartner wie Kinder behandeln, sie mit einer besitzergreifenden »Liebe« förmlich ersticken und sie kaum aus den Augen lassen wollen. Auch Kinder zeigen in einem gewissen Alter eine Tendenz, ihre Eltern beherrschen zu wollen. Die unerfreulichste, hinterhältige Seite des Chicory-Charakters, die ihn ganz klar von den anderen Typen unterscheidet, ist die nackte emotionale Erpressung, um Druck auszuüben. »Wenn du mich liebst«, »Ich kann ohne dich nicht leben«, »Es ist wirklich nicht zuviel verlangt, schließlich bin ich deine Mutter, außerdem fühle ich, daß ich dir nicht mehr lange zur Last fallen werde« – sind alles Redensarten eines Chicory-Charakters.

Das ist alles nicht sehr erfreulich, aber es mußte gesagt werden. Auf dem Grund dieses ganzen unglückseligen Verhaltens gibt es natürlich wirkliche Angst und Not. Menschen brauchen einander und fürchten sich vor dem Alleinsein; aber die, die man liebt, durch Schuldgefühle zu binden, ist nicht besser als, sie mit Handschellen ans Bett zu fesseln. Liebe braucht Freiheit, wenn sie etwas wert sein soll.

Also hat Chicory, wenn es als Heilmittel gut ausgewählt ist, einerseits die Eigenschaft, das Individuum zu stärken und somit die emotionale Abhängigkeit zu reduzieren, die dem problematischen Verhalten zugrunde liegt. Andererseits unterstützt es eine emotionale Öffnung, so daß die wirkliche Not geäußert wird und ihr liebevoll begegnet werden kann. Man sollte sofort etwas davon kaufen!

CLEMATIS, CLEMATIS VITALBA, WEISSE WALDREBE/GREISENBART

Damit ist nicht die große blaublühende Pflanze gemeint, die an der Hauswand emporrankt, sondern eine kleine mit unscheinbaren weißen Blüten, die man in jeder Heckenreihe findet (wenigstens in unserem Teil der Erde).

Der Clematis-Typ ist ein Träumer. Clematis-Kinder kann man an ihrem passiven, oft weichen und verträumten Gesichtsausdruck erkennen und an ihren leeren Augen (häufig Brillenträger – sie werden oft kurzsichtig, weil sie nicht mit der Außenwelt »in Verbindung stehen wollen«). Ein Sprichwort sagt: »Manchmal sitze ich und denke, und manchmal sitze ich einfach nur« – Clematis sitzt einfach nur.

Wenn Clematis einem Kind richtig verschrieben wird, muß man die verändernde Wirkung auf die Persönlichkeit des jungen Menschen, auf sein Aussehen, sein Verhalten, seine Erziehungsfortschritte selber beobachten, um sie glauben zu können. Man kann es buchstäblich sehen, wie Augen und Geist zu Übereinstimmung kommen. Ich betrachte es als eines der wichtigsten Heilmittel für Kinder, besonders weil der gestörte Clematis-Typ eine der üblichen unterschwelligen Nebenwirkungen einer Impfung zu sein scheint.

CRAB APPLE, MALUS SYLVESTRIS, HOLZAPFEL

Der Crab-Apple-Typ wird als der Reinlichkeitsfanatiker bezeichnet. Auf der körperlichen Ebene deutet dies auf eine Anfälligkeit für alle Arten von Ausschlägen und Krankheiten der Haut hin, von Akne bis Schuppenflechte, und ebenso für Krankheiten, die eine gründliche Reinigung erfordern, wie etwa Grippe mit heftigen Schweißausbrüchen. Auf der Gefühlsebene bezieht es sich auf alles, was das Gefühl hervorruft, innerlich unrein oder beschmutzt zu sein. Es kann auf schwere sexuelle Probleme hindeuten, von einem allgemeinen Gefühl der Verwirrung, über Schmerz und Angst bei einer unbefriedigenden Beziehung bis zu den Gefühlen von Beschmutzung und Ekel, die sich üblicherweise nach einer sexuellen Mißhandlung einstellen. Das Heilmittel empfiehlt sich auch bei Eßstörungen, die eine Unzufriedenheit mit dem eigenen Aussehen oder Wesen widerspiegeln und eine starke sexuelle Konnotation haben. Einige der »neuen« Heilmittel behandeln diese Probleme direkter und vielleicht genauer, aber Crab Apple spricht, wie alle Bach-Heilmittel, das Befinden an, ohne auf Einzelheiten der Ursache eingehen zu müssen. Es kann deshalb auch dann helfen, wenn persönliche oder gesellschaftliche Tabus dagegen bestehen, den Sachverhalt offen zu besprechen. Dies war wahrscheinlich in England zu Dr. Bachs Zeiten besonders wichtig. Es wäre jedoch falsch, Crab Apple als ausschließliches Sexualheilmittel zu betrachten, das Gefühl des Hasses gegen sich selbst kann viele Gründe haben. Ruhige Gemüter, die zu einem Wutausbruch getrieben werden oder stolze Hausbesitzer, die durch ein Feuer oder eine Überschwemmung geschädigt werden, können ebenso den Crab-Apple- Zustand mit großer Intensität erleben.

Die positive Seite des Crab-Apple-Typs ist ganz klar seine Selbstbejahung: Akzeptanz seines Körpers mit all seinen Fehlern, Akzeptanz seiner Gemütsnatur mit all ihren Unzulänglichkeiten, Akzeptanz seiner persönlichen Vergangenheit. In Carlos Castanedas »The teachings of Don Juan« spricht der nörgelnde Don Juan von der Notwendigkeit, seine persönliche Vergangenheit durch Akzeptanz zu bewältigen, um frei zu werden für ein Handeln aus unserer Natur, anstatt in ihr gefangen zu sein. Dies ist eine bedenkenswerte Aufgabe für die meisten Menschen, die man sich durch den wohlüberlegten Gebrauch von Crab Apple erleichtern kann.

ELM, ULMUS PROCERA, ULME

Dieses Heilmittel und die nächsten beiden bilden eine eng zusammenhängende Gruppe. Sie haben mit der Fähigkeit zu tun, eine einmal übernommene Aufgabe durchzuführen. Wenn man auf einen Berg steigt, erweckt oft die Entfernung vom Fuß des Berges den falschen Eindruck, der Gipfel sei ganz nah. Steigt man höher hinauf, wird einem klar, daß das Ziel viel weiter entfernt ist, und plötzlich ermüden die Beine und man möchte sich gerne hinsetzen und heulen. An diesem Punkt muß man sich bewußtmachen, daß der Ausblick, so entmutigend er zu sein scheint, tatsächlich zeigt, wie weit man bereits gekommen ist. Man sollte also nach realistischer Einschätzung der Situation, wie bisher, Schritt für Schritt den Rest des Anstiegs bewältigen. Dies ist ein sehr zutreffendes Bild für das Elm-Problem und seine Lösung.

Der Elm-Typ hat meistens durch ein gewisses Maß an Fleiß eine bestimmte Stufe des Erfolgs erreicht und muß nun so weitermachen. Plötzlich scheint aber das Ausmaß der Aufgaben, Risiken und Ungewißheiten viel größer zu sein, und alles erscheint entmutigend und unerreichbar. Kurz gesagt, er verliert die Nerven oder hat zumindest eine Vertrauenskrise. Es gibt aber keinen vernünftigen Grund für dieses Gefühl – tatsächlich läuft alles glatt und für den endgültigen Erfolg braucht man nur etwas Gelassenheit. Der Sinn für die Realität ist aber verlorengegangen und alles scheint viel zuviel zu sein, Depression und Erschöpfung sind die Folge.

Bei erfolgreicher Anwendung stellt das Heilmittel das Selbstvertrauen wieder her und rückt die Proportionen zurecht.

Gentian, Gentiana amarella, Herbstenzian

Der Gentian-Typ wird üblicherweise als Zweifler und Mutloser beschrieben. Wodurch unterscheidet er sich vom Elm-Typ mit dessen Vertrauensverlust? Durch den Grund für die Mutlosigkeit. Der Elm-Typ ist mutlos, weil seine Aufgaben seine Kräfte zu übersteigen scheinen. Im Gegensatz dazu meint der Gentian-Typ, daß sich die Übernahme der Aufgaben gar nicht gelohnt hat, daß man sich mit etwas anderem hätte beschäftigen sollen. Es wäre vielleicht besser gewesen rechtzeitig aufzugeben und die Richtung zu wechseln. Wenn sich Elm auf den Zustand des »Ausgebranntseins« beziehen läßt, dann steht Gentian stark im Zusammenhang mit der »Midlife crisis«, in der all das lohnend gewesen wäre, was man nicht getan hat. Bei richtig erfolgter Zuordnung wird die Anwendung von Gentian die Entscheidung weiterzumachen stärken und beschleunigen. Wenn dies nicht der Fall ist, wird die Notwendigkeit für einen Wechsel klarer, so daß sich der Sinn wieder auf das praktische Leben konzentrieren kann.

Gorse, Ulex europaeus, Stechginster

Es kann einem der Gedanke kommen, daß es überhaupt keinen Zweck hat, über dieses Heilmittel zu schreiben oder dieses Buch zu verfassen – niemand wird es kaufen und wenn doch, dann wird es nicht gelesen. Selbst wenn es jemand liest, wird der Inhalt nicht beachtet. Gut, angenommen die Leute interessierten sich für den Inhalt, dann wären sie wahrscheinlich nicht in der Lage die Heilmittel zu kaufen, weil die Geschäfte geschlossen sind. Oder sie hätten alles vergessen und würden die falschen kaufen. Oder aber die Heilmittel wirkten einfach nicht – was weiß ich. *Was hat es also für einen Sinn?*

Ja, Gorse ist für die Tage, an denen man das Gefühl hat, daß es sich nicht lohnt aufzustehen. Auf längere Sicht ist es ein wichtiges Heilmittel für chronisch Kranke, die die Hoffnung aufgegeben haben, jemals wieder gesund zu werden. Man hat vielleicht viele Arten von Behandlungen ohne Erfolg versucht und will nicht mehr weiter suchen, sondern lieber aufgeben und auf das Ende warten. Eine Reihe von wirklich zur Invalidität führenden Krankheiten zeigen dieses Bild ganz deutlich. Man könnte sagen, daß dieses Gefühl der Hoffnungslosigkeit angesichts einer unheilbaren Krankheit ganz natürlich ist. Aber es ist ebenso richtig, daß man für eine Krankheit keine Heilung findet, wenn man nicht danach sucht.

Bei dem Versuch, dem Zugriff dieser Krankheit zu entrinnen, könnte der Gorse-Patient sehr hohe Erwartungen in eine weitere Behandlung setzen. Durch seine Zeichen des Vertrauens und der Begeisterung kann man leicht über die eigentlichen Charakteristika von Gorse hinweggetäuscht werden. Sie werden aber oft durch sein widersprüchliches Verhalten bestätigt, besonders durch die sich schnell verflüchtigende Begeisterung, wenn keine Wunderheilung erfolgt. Zeichnet sich also aus früherem und allgemeinem Verhalten ein Gorse-Bild ab, wenn auch nicht ganz eindeutig, dann ist es wohl besser, Gorse als Vorbeugung in die Getränke zu geben, weil der Patient sonst möglicherweise die Behandlung abbricht, noch bevor die Chance eines Resultats besteht.

HEATHER, CALLUNA VULGARIS, HEIDEKRAUT

Heather kann häufig überzeugter und schneller verschrieben werden als jedes andere Heilmittel. Unglücklicherweise nehmen die Konsultationen durch Heather-Patienten mehr Zeit in Anspruch als bei allen anderen, weil der Heather-Typ einfach alles über sich erzählen muß. Ein reiner Heather-Typ, der klassische langweilige Mensch in einer Bar (männlich oder weiblich), will unbedingt die Aufmerksamkeit allein auf sich ziehen. Die unerfreulichste Eigenschaft ist die Angewohnheit, sein Opfer zu »schnappen«, es in eine Ecke zu drängen und nahe vor seinem Gesicht zu sprechen (in der Homöopathie hat »Lachesis« die gleiche unerfreuliche Tendenz). Allein schon der Versuch, sich von dem starren Blick abzuwenden, kann als fehlendes Interesse verstanden werden und führt zu erneuter Eindringlichkeit. Man kann dies auch bei Kindern beobachten, vielleicht etwas zurückhaltender und unsicherer, die unablässig übertriebene Forderungen an einen Lehrer stellen oder sonst irgend jemand in ihrer Umgebung, der sie nicht genügend beachtet. Behandler kennen den Heather-betonten Menschen ebenfalls gut als einen Patienten, der dauernd anruft, um seine Klagen anzubringen und sich nicht mit einer schnellen Antwort zufriedengibt. In diesem Fall zeigt der Patient selbst die Lösung: Die Symptome, über die man redet, sind bei weitem weniger wichtig als die Art, wie man darüber spricht. Wem das zu gefühllos klingt, der sollte bedenken, daß der wirkliche Heather-Typ sich gegen eine Heilung sträubt, weil es für ihn so faszinierend ist, über seine Beschwerden zu reden: Man würde ihm eine Freude rauben, wenn man sie beseitigt. Deshalb kann man nichts, was dem Patienten wirklich fehlt, behandeln, solange der Heather-Zustand anhält. Behandler überlegen manchmal, ob es ethisch vertretbar ist, den Patienten zu sagen, welche Arzneien sie erhalten haben – es gibt im Prinzip gute Argumente dafür und auch dagegen. Ich ziehe es beim Gebrauch von Blüten-Heilmitteln im allgemeinen vor, mich eher als Lehrer denn als Behandler zu betrachten und den Gebrauch und den Zweck der Heilmittel vollständig darzulegen mit dem Ziel, die Einsicht und das Selbstvertrauen des Klienten zu fördern. Das Verhalten der Heather-Persönlichkeit stellt diese Absicht auf eine harte Probe, weil es schwierig ist, diesem Klienten auf schonende Art zu sagen, warum man gerade ihm dieses Heilmittel gibt, und weil man es nicht verhindern kann, daß er darüber nachliest, wenn man ihm den Namen nennt. Obwohl sie am liebsten über sich selbst reden, fehlt Heather-Typen merkwürdigerweise Selbstbewußtsein und ebenso der Sinn für Humor. Ungeschickte Versuche, Heather zu verschreiben, ist der beste Weg, Klienten zu verlieren, bevor man ihnen hätte helfen können.

Wenn sich das alles auch sehr vernichtend anhört, dann sollte ich darauf hinweisen, daß die meisten Menschen, einschließlich mir selbst, von Zeit zu Zeit durch eine mehr oder weniger ernste Heather-Phase gehen, nämlich dann, wenn uns unsere Begeisterung für ein bestimmtes Thema dazu verleitet, den glasigen Gesichtsausdruck und das laute Schnarchen unserer unwilligen Zuhörerschaft zu übersehen. Man sollte vermeiden, dies mehr als einmal zu tun und bevor es zur Gewohnheit wird, Heather als akutes Heilmittel verwenden.

Der Heather-Typ kann mit dem Cerato-Typ verwechselt werden. Der Unterschied besteht darin: Cerato erzählt, was andere denken, und möchte gern die Meinung seines Gesprächspartners darüber hören (er wird respektvoll und dankbar zuhören). Der Heather-betonte Mensch ist viel mehr mit seiner oder ihrer eigenen Meinung beschäftigt und ist ein schlechter Zuhörer.

Die positive Seite des Heather-Typs zeigt sich in seiner echten Einsicht in sein Selbst und dadurch in einer größeren Hilfsbereitschaft und einem Gefühl für die Nöte anderer. Wilderer wandeln sich zu Wildhütern, bekehrte Heather-Typen werden oft ausgezeichnete Ratgeber.

HOLLY, ILEX AQUIFOLIUM, STECHPALME

Der Holly-Typ haßt jemanden oder etwas. In Wahrheit handelt es sich um eine ganz bestimmte Art von Haß: Den Haß gegen das Selbst, der sich aber gegen etwas Außenstehendes wendet. Man redet sich ein, daß man andere haßt, weil sie Böses tun oder böse sind, aber in Wirklichkeit haßt man sie, weil sie einem das Böse in einem selbst zeigen. Gibt es da einen Zweifel? Dann sollte man sich die Menschenmenge anschauen, die nach dem Blut von kleinen Buben brüllt, die einen anderen umgebracht haben. Wenn sich der Haß in dieser leidenschaftlichen Weise äußert, kann er mit dem Cherry-Plum-Zustand verwechselt werden. Der Hauptunterschied ist die Konzentration auf ein Objekt – der Zorn des Cherry-Plum-bezogenen Menschen richtet sich gegen die Welt im allgemeinen und die, die er verletzt, sind arglose Zuschauer. Oft trifft er allerdings auch ihm Nahestehende, auf jeden Fall diejenigen, die gerade verfügbar sind. Der Holly-Haß kann aber auch im Inneren bewahrt bleiben und so im verborgenen zu Bitterkeit heranwachsen.

HONEYSUCKLE, LONICERA CAPRIFOLIUM, GEISSBLATT

Der Honeysuckle-Zustand ist die Nostalgie, das Verweilen in der Vergangenheit, das Gefühl, daß die Zukunft nichts zu bieten hat. Infolgedessen hat man auch kein Interesse an der Gegenwart. Dies kann sich auf die Sehnsucht nach einer vergangenen Liebe beziehen oder ganz einfach auf das Gefühl, daß früher alles besser war. Honeysuckle kann ein wichtiges Heilmittel für Probleme mit den Augen sein, z.B. Kurzsichtigkeit, sofern sie auf einem seelischen Kummer über etwas Verlorenem beruht. Es zielt auch auf viele Probleme des Alters, die in einem fortgeschrittenen Honeysuckle-Zustand zu dem Gefühl führen, lebendig begraben zu sein. Der positive Aspekt des Honeysuckle-betonten Menschen ist das lebensfrohe Vergnügen an der Gegenwart, unterstützt durch einen ausgeprägten Sinn für die Verbundenheit mit der Vergangenheit.

HORNBEAM, CARPINUS BETULUS, HAIN- ODER WEISSBUCHE

Sieht jeder Morgen wie der Montagmorgen aus? Diese Art von Tagen, an denen man eine lange Liste von notwendigen Arbeiten vor sich hat, aber irgendwie das dringende Bedürfnis nach einer weiteren Tasse Tee, einem kurzen Blick in die Zeitung oder das Fernsehen verspürt! Endlich an seinem Schreibtisch angekommen, muß man unbedingt noch einmal die Post der letzten Woche anschauen, bevor man die Büroklammern wieder einsortiert; fängt man dann endlich mit dem dringenden Bericht an, dann ist es, Gott sei Dank, Zeit für den Kaffee.»Ja, ich brauche einen, er weckt mich vielleicht auf, warum bin ich nur immer so müde?«

Nur Mut – Sie sind nicht allein! Ohne die Hilfe von reichlichen Mengen Hornbeam hätte ich dieses Buch nicht zu Ende gebracht.

IMPATIENS, IMPATIENS GLANDULIFERA, DRÜSENTRAGENDES SPRINGKRAUT

Impatiens, das »Fleißige Lieschen« in Millionen von Blumentöpfen, wird wegen seines schnellen und reichen Wachstums so genannt. Als treffendes Beispiel für die Lehre von den Kennzeichen paßt es ganz wörtlich auf Menschen mit ungeduldigem Wesen. Impatiens ist ein großartiges Heilmittel für kleine Kinder auf Reisen (man stelle sich vor: Reisen ohne das Geschrei »Sind wir bald da?«) oder um die Aufregung vor Geburtstagen oder an Weihnachten zu dämpfen. Man kann es auch bei Kindern (und Erwachsenen) anwenden, die wegen fehlender Ausdauer nicht gut lernen. Der Impatiens-Typ stürzt sich voller Begeisterung auf eine Aufgabe, aber bevor sie noch halb fertig ist, verliert er das Interesse, er wechselt auch ständig seinen Arbeitsplatz, weil er nie eine Befriedigung findet. Impatiens-Kinder haben »Ameisen unterm Hintern«, während es den Erwachsenen »in den Füßen zu jucken« scheint. Der Impatiens-betonte Mensch kann auch leicht erregbar und humorlos sein (was allerdings auf einen großen Teil der Menschheit zuzutreffen scheint).

Den Impatiens-Typ muß man sorgfältig von dem Vervain-Typ unterscheiden. Das allgemeine Verhalten kann ganz ähnlich sein, insbesonders das ständige Herumrennen und die Energievergeudung. Der Unterschied ist aber, daß Vervain üblicherweise die Dinge fertig macht, sei es auch noch so anstrengend für ihn und alle Beteiligten, aber nichtsdestoweniger tut er es. Impatiens macht viel zu oft überhaupt nichts fertig. Die rechtzeitige Verschreibung des Heilmittels ermöglicht, daß die aufgewendete Energie und die Willenskraft besser genutzt werden.

LARCH, LARIX DECIDUA, LÄRCHE

Das Larch-Bild ist dem von Elm ähnlich, beschreibt aber einen länger andauernden Zustand. Während der Elm-Typ vorübergehend das Vertrauen in seine Fähigkeiten und Erfolge verliert, leidet Larch mehr unter dem, was man unter einem Minderwertigkeitskomplex versteht und ist davon überzeugt, daß er zu gar nichts taugt. Das Heilmittel kann eine wichtige Hilfe beim Aufbau von

Zuversicht, Initiative und der Bereitschaft, Risiken einzugehen, sein, was für ein erfülltes Leben notwendig ist.

MIMULUS, MIMULUS GUTTATUS, GEFLECKTE GAUKLERBLUME

Angst ist vielleicht die negativste aller Emotionen. Sie lähmt nicht nur den Willen und verhindert somit eine Veränderung der Situation, sondern sie beschwört auch die befürchtete Situation herauf und bestätigt sich damit selbst. Die Bedeutung von Mimulus als Heilmittel liegt darin, daß man aufhört, sich auf diese Weise Probleme zu schaffen und dann seine Energie für die Lösung wirklicher Probleme einsetzen kann. Die Mimulus-Angst ist im Gegensatz zu der von Aspen immer gegen etwas Bestimmtes gerichtet, es kann ein bedrohliches Ereignis sein, eine Krankheit, das Altern, oder das Sterben, das spielt keine Rolle: Wann immer jemand sagt »Ich fürchte mich vor …«, dann ist Mimulus das erste Heilmittel.

Angst ist so mächtig und in den meisten von uns so tief verwurzelt, daß es fast immer ratsam ist, die Anwendung von Mimulus mit einer geeigneten Beratung oder Therapie zu kombinieren, die auf eine Änderung des Verhaltens gegenüber dem Objekt der Angst zielt. Vielleicht ist die meist verbreitete und stärkste Angst die vor dem Tod. Warum fürchtet man sich vor dem Sterben, wenn es doch der unumgängliche Endpunkt allen Lebens ist? Es ist unabwendbar, auch wenn die Medizin die Illusion zu fördern scheint, daß es die Möglichkeit gäbe, wenn man nur mehr Geld dafür ausgeben würde. Wir sollten also unsere Kräfte dafür einsetzen, gut zu leben, was auch immer wir darunter verstehen. Immer wieder stellen Leute, denen man eine tödliche Diagnose gestellt hat, ihre bisherige Lebensweise ein aus Angst, etwas zu tun oder zu erleben, das ihr Ende beschleunigen könnte. Vor der Diagnose hätten sie keinen Augenblick daran gedacht, was also ist der gravierende Unterschied ihrer jetzigen Situation zu ihrer vorherigen? Es ist die Realität und zugleich die Absurdität der Angst, die sich nur schwer aus unserem Herzen verbannen läßt, auch wenn unser Verstand von der Wahrheit dessen, was soeben erwähnt wurde, überzeugt ist. Mimulus hilft nicht so sehr, diese wichtige Botschaft mit dem

Verstand zu akzeptieren, sondern sie sich wirklich zu Herzen zu nehmen und dadurch freier und reicher leben zu können.

MUSTARD, SINAPIS ARVENSIS, WILDER SENF

Hier ist nicht der Senf gemeint, den man zum Steak ißt, sondern der aromareiche Bewohner von Waldlandschaften, der in manchen Gegenden als Ackersenf bekannt ist. Im Gegensatz zu Mimulus bezieht sich Mustard auf einen Zustand ohne bekannte Ursache: Ein mutloser Trübsinn aus heiterem Himmel, der jemanden befällt, der allen Grund hätte, glücklich und zufrieden zu sein. Bevor man Mustard verordnet, sollte man sorgfältig den Verdacht auf andere Zustände ausräumen: Die mutlose Unsicherheit von Gentian, den Vertrauensverlust von Elm, die Müdigkeit und das Zaudern von Hornbeam, die Selbstzweifel von Centaury und manche andere.

Mustard eignet sich nur dann, wenn es überhaupt keine Ursache gibt. Das bedeutet, daß es zwar häufig auf den ersten Blick in Frage kommt, nach einer genaueren Analyse aber ein anderes Heilmittel notwendig ist. Wenn auch der reine Mustard-Fall selten ist, so ist er doch, wenn man ihn findet, deutlich ausgeprägt, und unter diesen Umständen gibt es nicht nur kein anderes Heilmittel, sondern wahrscheinlich auch keine anderweitige Therapie, die helfen könnte: Mustard ist das unbedingt Notwendige!

OAK, QUERCUS ROBUR, EICHE

Oak ist ein ungewöhnliches Heilmittel, es bezieht sich auf einen bestimmten Typ zu einem bestimmten Zeitpunkt. Es ist für starke, tapfere Menschen in einem Stadium der Überforderung. Man muß dies sorgfältig von der Vertrauenskrise des Elm-Typs unterscheiden. Der Elm-Typ bildet sich nur ein, daß alles zuviel für ihn ist und will deshalb aufgeben, obwohl alles gutgeht; sein Problem ist, daß er das richtige Maß verliert. Der Oak-Typ dagegen bildet sich ein, unaufhörlich weitermachen zu können, auch wenn tatsächlich seine Kraft nachläßt und er in eine wirkliche Krise kommt. Dieser therapeutische Unterschied zwischen diesen beiden englischen Bäumen widerspiegelt sich in ihrer Gestalt und in ihrem Verhalten: Die hohe, elegante Ulme verhält sich bekanntermaßen seltsam, sie wirft gelegentlich Äste ab und läßt sich von Käfern umbringen. Die gedrungene prosaischere Eiche dagegen zeigt auch dann noch letzte Lebenskraft, nachdem sie vom Blitz getroffen wurde.

OLIVE, OLEA EUROPAEA, OLIVE, ÖLBAUM

In der Welt des Mittelmeerraums war der Ölbaum immer der »Baum des Lebens«. Man erwartet daher, daß seine Essenz etwas Besonderes ist, und so ist es auch. Der Olive-Zustand ist ein Zustand absoluter Erschöpfung. Ich betone das deshalb, weil es eines der Heilmittel ist (Sweet Chestnut ist ein anderes), die man nur anwenden sollte, wenn es absolut notwendig ist. Wenn man Olive nur wegen einer Mißstimmung nimmt (vielleicht an Stelle von Hornbeam), dann bewirkt es wahrscheinlich gar nichts. Wenn man es jedoch bei dem Gefühl, daß einem alles zuviel ist, nimmt, dann wirkt es Wunder (nicht allerdings, wenn man es voreilig genommen hat – Warnung!). Die Erschöpfung kann geistiger, seelischer oder physischer Natur sein, häufig auch eine Kombination von allen dreien. Daraus folgt, daß Olive sicher nicht als Heilmittel bei einem bestimmten »Typ« angewendet werden sollte, und ganz generell auch nicht bei chronischen Erkrankungen. Bei einem echten chronischen Zustand totaler Erschöpfung liefern andere Heilmittel viel wahrscheinlicher den Schlüssel für die Ursache. Von Dr. Bach ist nicht bekannt, daß er im Mittelmeerraum gereist ist, er muß also dem Ölbaum in England begegnet sein – möglicherweise in Kew Gardens. In diesem Zusammenhang soll noch einmal darauf hingewiesen werden, daß Pflanzen vom natürlichen Standort ein besseres Heilmittel liefern als solche aus dem Gewächshaus.

PINE, PINUS SYLVESTRIS, KIEFER

Pine ist geeignet für unberechtigte Schuldgefühle. Schuld ist immer ein ungesundes Gefühl: Wenn man etwas falsch gemacht hat, sollte man es zugeben, über mögliche Verbesserungen nachdenken, sich vornehmen, es nicht wieder zu tun, und dann vergessen. Wenn es einen weiterhin belästigt, betrachte man es als ganz gewöhnliche fixe Idee und denke über ein geeignetes Heilmittel nach. Der im Pine-Zustand Befangene, üblicherweise weiblich, hört nicht auf, sich für Dinge schuldig zu fühlen, die nicht auf einem eigenen Fehler beruhen, oft auch noch für solche, die ihn gar nichts angehen. Pine ist eines der klassischen sogenannten »Mutter-Heilmittel«, ebenso wie Chicory, Cerato und Red Chestnut. Ich habe einmal jemanden gefragt: »Wenn in Ihrem Haus etwas schiefgeht, wessen Fehler ist es dann?«, und ohne Zögern kam ihre Antwort: »Meiner!«; ihre automatische Reaktion auf jede Situation war »Entschuldigung«. Nach einer Woche Pine-Behandlung hatte sie zu sich selbst gefunden.

RED CHESTNUT, AESCULUS CARNEA, ROTE KASTANIE

Die Blüten von Red Chestnut sind ein weiteres »Mutter-Heilmittel« mit dem Schlüsselmerkmal »übertriebene Sorge um andere«. Es eignet sich für die Ehefrau, die jeden Abend ängstlich dasitzt und sicher ist, daß ihr Mann auf dem Heimweg einen Unfall hatte, ebenso wie für den Vater, der jede Nacht wach liegt, bis seine 18-jährige Tochter daheim und im Bett ist. Es ist für die Großmutter, die sich über ihren Enkel zu Tode ängstigt, weil sie sicher ist, daß er entführt wird, wenn er nur zwei Schritte allein geht, oder daß er an Lungenentzündung stirbt, wenn er nasse Füße bekommt und so weiter. Dieses Bild kann in sehr enger Beziehung zu Chicory stehen, weil die »Sorge« ein mächtiges Werkzeug für eine Inbesitznahme werden kann, und dagegen kann man sich nur schwer wehren, ohne selbstsüchtig und undankbar zu wirken. Extreme Fälle von Red-Chestnut-Zuständen treten in stark gestörten Familien auf, vornehmlich in solchen, bei denen nach R.D. Laing eine Tendenz zu Schizophrenie gegeben ist. Selbst bei einer leichteren Form wird das Leben beider, des »Sorgenden« und des »Umsorgten«, stark beeinträchtigt.

Erfolgreiche Verordnung des Heilmittels hilft den Menschen, sowohl Einsicht als auch eine bessere, freiere Beziehung zueinander zu entwickeln.

Rock Rose, Helianthemum nummularium, Gelbes Sonnenröschen

Rock Rose ist eine der Komponenten im Rescue-Heilmittel. Es drückt höchste Angst bis zu Panik und Entsetzen aus. Der Mimulus-Typ fürchtet sich vor etwas Bekanntem, der Aspen-Typ vor etwas Unbekanntem. Im Rock-Rose-Zustand ist der Grund für die Angst nebensächlich: Aus welchem Grund auch immer, ist der Patient völlig verängstigt und unfähig, den Auslöser der Angst zu erkennen. Dies kann sich entweder auf eine echte Ursache, eventuell die Erinnerung an einen schrecklichen Unfall, oder auf etwas ganz Unwirkliches, Alpträume Verursachendes, beziehen. Die Wirkung von Rock Rose überschneidet sich mit den homöopathischen Arzneimitteln Aconite und Belladonna, die beide nacktes Entsetzen einschließen. Es kann aber, unabhängig von körperlichen Symptomen, unbedenklich verordnet werden, ohne eine genaue Dosierung beachten zu müssen.

Rock Water, Heilkräftiges Quellwasser

Rock Water ist deshalb unter den Blüten-Heilmitteln einmalig, weil es nicht aus Blüten hergestellt wird, sondern aus dem Wasser einer Quelle in der Nähe von Mount Vernon. Rock-Water-betonte Menschen sind hart gegen sich selbst. Sie haben starre Ansichten über Gut und Böse und geben sich große Mühe, der Welt ein gutes Beispiel zu geben. Während der Beech-Typ anderer Leute Verhalten offen kritisiert, und der Vine-Typ sich eifrig bemüht, andere in seinem Sinne zu beeinflussen, betrachtet der Rock Water die Unzulänglichkeiten anderer mit trauriger Nachsicht. Mit leichtem Kopfschütteln und verzogenem Mund wird er damit beginnen, das seiner Meinung nach Richtige zu tun. Persönliche Beziehungen mit diesen Menschen sind sehr schwierig, weil sie, ohne etwas zu sagen, eine Atmosphäre der Mißbilligung ausstrahlen. Durch ihren Zwang, Vollkommenheit demonstrieren zu wollen, ist ihr Verhalten so steif, daß sie unnahbar und kalt wirken.

Die Unnahbarkeit vom Water-Violet-Typ (siehe dort) kommt von seinem Wunsch, allein gelassen zu werden; Water Violet lebt ein ruhiges und sehr privates Leben. Der echte Rock-Water-Typ lebt viel mehr in der Öffentlichkeit, damit seine beispielgebende Rechtschaffenheit beachtet werden muß.

Meiner Meinung nach ist es gut und schön, hohe Ideale zu haben und ein gutes Beispiel zu geben; beeindruckt werden dadurch aber nur diejenigen, die einen solchen Menschen akzeptieren und ihm nacheifern wollen. Es dient der Sache wenig, wenn man in den Ruf eines hochnäsigen Kauzes kommt, was einem negativen Rock-Water-Charakter leicht passieren kann. Der positive Effekt des Heilmittels ist, ihm zu der Einsicht zu verhelfen, daß hohe Ansprüche durchaus mit einem normalen Lebensstil zu vereinbaren sind.

SCLERANTHUS, SCLERANTHUS ANNUUS, EINJÄHRIGER KNÄUEL

Scleranthus ist das Heilmittel der »Wahl«. Andere Heilmittel haben das Merkmal Unsicherheit, während sich Scleranthus spezifisch auf die Wahl bezieht, die man zwischen – meistens zwei – klar definierten Möglichkeiten hat. Jemand im Scleranthus-Zustand fragt nicht um Rat; in einer Gesellschaft findet man ihn allein, tief in Gedanken versunken oder zerstreut, und geistesabwesend wälzt er sein Problem (der klassische Scleranthus im Theater ist Shakespeares Hamlet). Es ist ein Zustand, der Menschen mit hohen Grundsätzen befällt, die vielleicht unsicher über ihre Pflichten oder hin- und hergerissen zwischen entgegengesetzten Loyalitäten sind, oder auch Menschen mit etwas weniger hohen Grundsätzen, die mit einem schlechten Gewissen ringen.

Der Scleranthus-Zustand muß klar von Cerato unterschieden werden. Dafür gibt es zwei Anhaltspunkte: Cerato befaßt sich mit zahlreichen Möglichkeiten und läßt alle und jeden an seinen Schwierigkeiten teilhaben. Bei Scleranthus ist das Problem klarer und – wie schon gesagt – er behält es für sich.

Eine erfolgreiche Anwendung von Scleranthus führt zu einer schnellen und klaren Entscheidungsfindung und spart viel Zeit und Energie.

STAR OF BETHLEHEM, ORNITHOGALUM UMBELLATUM, DOLDIGER MILCHSTERN

Star of Bethlehem ist ein weiterer Bestandteil von Rescue Remedy. Seine Wirkung ähnelt sehr derjenigen eines anderen großartigen Heilmittels, dem homöopathischen Arnica, es bezieht sich auf einen körperlichen oder seelischen Schock. Es eignet sich gleichermaßen für jemanden, der gerade in einen Autounfall verwickelt oder Zeuge eines anderen Unfalls war, oder der soeben erfahren hat, daß sein Kind umgekommen ist. All das kann zu einer Verfassung führen, in der man so außer sich ist, daß man das Gefühl für Ort und Zeit verliert; man ist unfähig, das Geschehene zu begreifen. Es wurde die Überlegung geäußert, daß unter diesen Umständen tatsächlich die Bindung von Geist und Körper zeitweise gelockert ist – man steht buchstäblich »neben sich«. Das Heilmittel bewirkt, daß die beiden so schnell und eng wie möglich wieder zusammenfinden.

SWEET CHESTNUT, CASTANEA SATIVA, ESS- ODER EDELKASTANIE

Sweet Chestnut ist ein weiteres lebensrettendes Heilmittel, es hilft bei absoluter Verzweiflung. Wie Olive sollte es nicht leichtfertig oder vorsorglich angewendet werden; aber es ist die einzige Rettung, wenn der Patient in einem sehr persönlichen Sinne meint, die Welt sei für ihn nun wirklich zu Ende, wenn er einfach im Kummer erstickt (und das widerfährt wenigstens einmal im Leben, mit nur wenigen Ausnahmen, jedem von uns). Kummer ist eine so tiefsitzende Gemütsbewegung, daß sich viele Leute in diesem Zustand aufs äußerste sträuben, während ihres Kummers irgendein Heilmittel zu nehmen, weil sie das Gefühl haben, das Ende der Pein würde ihnen irgendwie etwas rauben. Dies mag auf herkömmliche Therapien zutreffen, weil Beruhigungsmittel und Antidepressiva den Schmerz dadurch beseitigen, daß sie tatsächlich die Fähigkeit zu fühlen blockieren. Es ist wichtig, zu verstehen, daß die Blüten-Heilmittel in einer völlig anderen Art und Weise wirken – weit entfernt davon, das Fühlen zu blockieren. Sie legen die Ursache der Gemütsbewegung frei und ermöglichen dadurch ihre allmähliche

Auflösung. Es ist falsch und erweist den Patienten einen schlechten Dienst, eine solche Schwingungsenergie als ein »pflanzliches Beruhigungsmittel« zu bezeichnen, wie ich es mehr als einmal gehört habe. Wenn der Körper frei auf den Kummer oder irgendeine andere Quelle von Leid reagieren kann, bedeutet das immer Befreiung und Stärkung.

VERVAIN, VERBENA OFFICINALIS, EISENKRAUT

Vervain ist ein grundlegendes Heilmittel für alle Nordeuropäer und für alle, die unter dem Einfluß der protestantischen Arbeitsethik aufgewachsen sind, nämlich der Ansicht, daß richtige Arbeit mit Mühe verbunden sein muß. Ein Vervain-Typ ist oft übereifrig, immer am Laufen, emsig, gewissenhaft und erfolgreich. Sein Hauptproblem scheint die Unfähigkeit zu sein, sich über die Früchte seiner Arbeit zu freuen und zu erkennen, daß man auch einmal aufhören und ausruhen muß. Dies führt zu Problemen durch körperliche Anspannung und Ermüdung, und zu großem Druck auf freundschaftliche und familiäre Beziehungen, was ihn unglücklich macht.

In vielen anderen Fällen leisten Vervain-Typen deshalb nur wenig, weil sie bereits die Bemühung oder den Anschein der Bemühung allein für ausreichend halten, ob dabei etwas herauskommt oder nicht. Der Vervain-Zustand kann auch zu allen möglichen Schwierigkeiten beim Lernen oder bei einer anderen Leistung führen, weil der Verstand nur im entspannten Zustand gut arbeitet. Neben solchen Gemütsproblemen kann es auch zu einer ungeheuren Enttäuschung und schließlich großer Bitterkeit kommen (Willow), weil sie es als ungerecht empfinden, daß ihre ernsthaften Bemühungen nicht besser belohnt werden.

Wenn sich die Leute dieses Stresses deutlich bewußt werden, stecken sie, um sich zu entspannen, viel Zeit und Mühe in Kurse über Streßbewältigung, Yoga, Meditationsübungen oder sogar elektronische Geräte. Einem Vervain-Typ hilft nichts von alledem, weil er im tiefen Inneren nicht daran glaubt, daß Entspanntsein erlaubt ist, und auch nicht begreift, daß dies produktiver wäre. Das Heilmittel wird nicht nur direkt helfen, sondern es wird auch alle anderen Aktivitäten wirkungsvoller machen. Der positive Vervain-Zustand ist sehr ausgeglichen; es wird die notwendige Mühe aufgewendet, um die Arbeit zu tun, aber ohne Überanstrengung.

VINE, VITIS VINIFERA, WEINREBE

Die grundsätzlichen Gegensätze des Vine-Typs sind Führerschaft oder Tyrannei. Das Heilmittel ist deshalb so bedeutend, weil wir in einer weitgehend sozialisierten Gesellschaft Führerpersönlichkeiten brauchen, die wir mit einem hohen Maß an Autorität ausstatten, damit sie regieren und für unser Wohl sorgen. Die Geschichte des zwanzigsten Jahrhunderts besteht größtenteils aus der Geschichte einiger Völker, die durch die Wahl falscher Führer ruiniert wurden, oder von gescheiterten Führern, die ihre Macht nicht richtig einzusetzen wußten. Warum stellt sich bei so vielen »großen Männern« der Geschichte bei näherer Betrachtung heraus, daß sie hysterische, gemeine Diktatoren waren? Ein Teil der Antwort liegt darin, daß die anderen ihrem Tun passiv zugesehen haben, aber ein anderer Teil liegt in ihrem Unvermögen, sich selbst einzuschätzen und ihren Ehrgeiz in die richtigen Bahnen zu lenken.

Die aggressiven und sogar verbrecherischen Tendenzen bei vielen jungen Männern sind oft die negative Seite von starken Führungspersönlichkeiten. Solchen jungen Burschen wird oft eine körperliche Betätigung im Freien empfohlen, um »ihre Energien auf etwas Sinnvolles zu lenken«. Daraus kann ein Problem entstehen: Fördert man bei kriminell veranlagten jungen Leuten die körperliche Ertüchtigung und die Lebenspraxis, kann man so überaus kräftige und fähige Kriminelle heranbilden. Um wirklich die Energien in andere Bahnen zu lenken, muß irgend etwas eine grundsätzliche Änderung des Charakters herbeiführen und Vine ist möglicherweise dieses Etwas.

In der Geschäftswelt wurde bis vor kurzem die Bereitschaft, mit Untergebenen etwas zu besprechen, als Zeichen der Schwäche betrachtet, und der Erfolg eines Managers wurde an der Lautstärke seiner Stimme gemessen. Glücklicherweise ändert sich das zusehends, aber es gibt immer noch viele Leute, die sich so verhalten, sie brauchen Vine ebenso wie Walnut (siehe unten).

Im positiven Zustand bemüht sich der Vine-Typ um eine Führerschaft zum Wohle anderer und nicht für seine eigenen Interessen. Verhandlung mit und Anteilnahme an denen, die man führt, ersetzen das Schikanieren. Die Bereitschaft zur Zusammenarbeit führt ganz sicher zu einem größeren Erfolg bei jeder Unternehmung, ganz gleich ob bei einer Fußballmannschaft oder bei einer Nation. Wie bei Olive, so ist Dr. Bach wahrscheinlich auch Vine nur in einem Gewächshaus begegnet. Die ersten Präparationen wurden sicherlich aus kultivierten Varietäten gewonnen. Es wurde aber darauf hingewiesen, daß Präparate von Wildpflanzen von natürlichen Standorten wahrscheinlich wirksamer sind.»Healing Herbs« stellt seine Vine-Essenzen zur Zeit aus Lieferungen von solchen Standorten in Griechenland her und berichtet von sehr guten Ergebnissen.

WALNUT, JUGLANS REGIA, WALNUSS

Walnut ist ein Heilmittel des Wandels. In gewissem Sinn wirken alle Heilmittel in diese Richtung, weil das Leben ganz sicher ein immerwährender Prozeß des Wandels ist, und Krankheit aus dem Widerstand gegen eine Veränderung resultieren kann. Walnut wird besonders in Beziehung zu bedeutenden Änderungen im Leben gesetzt, wie z.B. einer Wohnungsänderung, einem schmerzlichen Verlust, einer Trennung usw. Wenn solche Ereignisse vorherzusehen sind, lohnt es sich, das Heilmittel als Teil der Vorbereitung zu nehmen, vielleicht über Wochen und sogar Monate, und zwar so lange, bis die Veränderung verarbeitet ist. Bei genauerem Hinsehen kann man jemand als Walnut-Typ identifizieren, der sich ungewöhnlich, fast krankhaft gegen jedwede Veränderung in seinem Leben sträubt. Das kann gleichermaßen für Leute zutreffen, die die sozialen Besitzstände ihrer Vorfahren für das einzig Erstrebenswerte halten, als auch für diejenigen, die sich in unserer jugend- und schönheitsbesessenen Gesellschaft vor dem Älterwerden bis zur Selbstaufgabe fürchten.

Bei einer wirkungsvollen Anwendung von Walnut werden die zu erwartenden Veränderungen eher als mehr oder weniger interessante Ereignisse im Laufe eines Lebens angesehen denn als Hindernisse oder gar als das Ende.

WATER VIOLET, HOTTONIA PALUSTRIS, SUMPFWASSERFEDER

Water Violet ist eine bescheidene, scheue Blume und der charakteristische Wesenszug der Water-Violet-Typen ist Ruhe und Zurückhaltung. Sie werden manchmal für unsozial und hochnäsig gehalten, aber in Wirklichkeit sind sie nur selbstzufrieden und brauchen nicht ständig Kontakt mit anderen. An sich ist dieser Charakterzug eher anziehend und wahrscheinlich ganz gesund (wenigstens wird man das so sehen, nachdem man eine Stunde mit einem Heather-Typ verbracht hat).

Bei diesem Heilmittel soll daran erinnert werden, daß man zwar die Heilmittel auf Grund von emotionalen Bildern verordnet, daß ihr Hauptzweck aber nicht notwendigerweise eine Charakteränderung ist. In einigen Fällen werden sich Verhalten und Charakter überhaupt nicht ändern, aber trotzdem hilft das für diesen Typ geeignete Heilmittel gegen alle seine Leiden. In anderen Fällen wird der Charakter nur so behutsam verändert, daß die positiven Aspekte verstärkt und betont werden. Nur bei einem ausgeprägten Verlust des Gleichgewichts wird durch das Heilmittel eine deutliche Veränderung des Verhaltens sichtbar werden, und dann tritt sehr wahrscheinlich eine Besserung auch in anderen Bereichen ein.

Eine Water-Violet-Persönlichkeit kann psychologisch völlig gesund sein, und trotzdem kann das Heilmittel bei körperlichen Leiden, die aus einer gewissen Starrheit resultieren, helfen.

Der ungesunde Water-Violet-Zustand ähnelt in gewisser Weise Agrimony oder Rock Water in deren weniger extremen Formen. Der Unterschied zu Agrimony besteht darin, daß es keinen großen heimlichen Kummer gibt und auch nicht der Versuch gemacht wird, ihn zu verbergen, es ist nur eine Art von Verschlossenheit. Water Violet kann man mit Rock Water etwa wie einen Quäker mit einem Presbyterianer vergleichen. Es scheint die Fähigkeit für tiefere Gefühle zu fehlen, fast eine emotionale Erstarrung. Solche Menschen erscheinen krankhaft scheu oder können beim Kontakt mit andern durchaus bösartig werden. In diesem Fall bewirkt das Heilmittel eine behutsame Öffnung der Persönlichkeit, wobei klar zutage tritt, daß die Eigenschaft der Ruhe auf einer echten inneren

Ausgeglichenheit beruht und nicht auf Selbstverneinung und star-rer Zurückhaltung.

WHITE CHESTNUT, AESCULUS HIPPOCASTANUM, WEISSE ROSSKASTANIE

White Chestnut ist das richtige Heilmittel für die heutige Zeit. Es ist das Heilmittel für einen Zustand, in dem die Gedanken den Verstand kontrollieren und nicht der Verstand die Gedanken. Sich wiederholende Gedanken, die zu nichts führen, kommen immer wieder in anderer Form zurück. Es handelt sich vielleicht um ein einziges Vorurteil, das einen verfolgt und andere Gedanken vollkommen ausschließt. Oder es gibt eine Fülle von sich widersprechenden und konkurrierenden Ideen und Absichten, die wie aufgeregte Stare um sich selbst kreisen, ohne jemals zu einer Lösung zu gelangen. Auch ein anregendes Theaterstück, ein Konzert oder ein Buch können einen allgemeinen Erregungszustand hervorrufen. In all diesen Fällen werden normale Gedanken von diesem Gewirr übertönt.

Das Ergebnis ist die Unfähigkeit, in der Gegenwart zu denken. Die Gedanken, die einen beschäftigen, können aus der Vergangenheit stammen (White Chestnut ist oft eine Alternative für Honeysuckle) oder sie werden von Plänen, Wünschen und Spekulationen für die Zukunft beherrscht (dann ist White Chestnut das richtige Heilmittel für einen Fall, der auf den ersten Blick wie Clematis ausgesehen hat). Der White-Chestnut-Zustand kann auch eine ähnliche Empfindung und ein ähnliches äußeres Erscheinungsbild wie der des Scleranthus-Zustands erwecken. Während sich aber Scleranthus bemüht, eine Antwort zu finden, beschäftigt sich White Chestnut noch mit der Fragestellung. White Chestnut steht auch in Beziehung zu Cerato, aber dieser Typ beschäftigt mit seiner Verwirrung und unaufhörlichen Fragerei andere, während White Chestnut normalerweise alles für sich behält.

Wie bereits erwähnt, wird White Chestnut manchmal irrtümlicherweise für einen Clematis-Typ gehalten: Durch die eingehende Beschäftigung mit seinem Innenleben kann er auf Außenstehende einen ähnlich leeren Eindruck machen, aber eine sorgfältige Nachfrage zeigt die innere Aktivität. Der White Chestnut erscheint leer, weil in seinem Inneren zu viel vor sich geht, während der Clematis-Typ deshalb leer erscheint, weil sich in ihm nichts rührt.

White Chestnut kann ganz besonders bei akuten Fällen wirken; es ist ein großartiges Heilmittel gegen Schlaflosigkeit nach Gesellschaften, Konzerten usw. Der chronische Zustand ist viel schwieriger zu beheben, weil quälende Gedanken zur Gewohnheit werden können. Genauso wie jemand, der an ständige Verkehrs-, Radio- und Fernsehgeräusche gewöhnt ist, durch Stille auf dem Lande verwirrt wird, so kann jemand, dessen Kopf normalerweise mit lärmendem Geschwätz angefüllt ist, durch die Ruhe eines klaren Kopfes so irritiert sein, daß er sich schleunigst bemühen wird, ihn wieder vollzustopfen. Kein Heilmittel kann gegen den Willen eines Benutzers wirken, denn der bewußte oder unbewußte und wiederholte Mißbrauch führt zu einem Grad der Desensibilisierung, der das Heilmittel unwirksam werden läßt. Wenn dieser Fall eintritt, sollte eine erweiterte Behandlung mit White Chestnut durch geeignete Bemühungen seitens des Patienten begleitet werden, um ganz bewußt eine Änderung im gewohnten Gebrauch des Verstandes herbeizuführen.

WILD OAT, BROMUS RACEMOSUS, WILDHAFER

Man »stößt sich« im sprichwörtlichen Sinne erst einmal »die Hörner ab«, bevor man sich zu einem geregelten Leben niederläßt. Wild Oat ist ein Heilmittel für diejenigen, die Schwierigkeiten mit diesem »Sich Niederlassen« haben. Ich halte es für ein weiteres wichtiges Heilmittel in heutiger Zeit, weil besonders für junge Leute die Frage nie drängender war: »Was soll ich mit meinem Leben anfangen?«

Noch vor 50 Jahren war für die meisten Menschen – wenigstens in Britannien – ihr beruflicher Weg bereits am Ende des ersten Schuljahres, wenn nicht schon bei ihrer Geburt, vorgezeichnet. Der Sohn folgte dem Vater ins Bergwerk oder in die ärztliche Praxis; Töchter haben standesgemäß geheiratet oder in einem akzeptablen Beruf gearbeitet und so weiter. Schnelle soziale und industrielle Veränderungen, beschleunigt noch durch zwei Weltkriege, haben zu einem vollständigen Wandel dieser Verhältnisse geführt. Ganze Berufszweige sind verschwunden; Kinder leben nicht mehr in den gleichen Orten oder Städten, in denen ihre Eltern aufgewachsen sind, und die Eltern haben nur allzuoft eine Arbeit, in die die Kinder nicht nachrücken können.

Gerade weil ein für das ganze Leben gesicherter Arbeitsplatz in großen Familienunternehmen und eine durch Tarifverhandlungen erreichte, gerechte Bezahlung nicht mehr garantiert sind, muß entsprechend dem Zeitgeist die zunehmende Notwendigkeit und Bereitschaft zur Eigenverantwortlichkeit anerkannt werden, und es muß der Wille aufgebracht werden, eigene Entscheidungen für eigene Bedürfnisse zu treffen. »Was soll ich mit meinem Leben anfangen?« ist unsere wichtigste Entscheidung. Wie kann man aus der Fülle der derzeitigen Möglichkeiten etwas finden, was uns dauerhaft begeistert und herausfordert und außerdem einen wertvollen Beitrag für die Gesellschaft leistet. Der Gebrauch von Wild Oat zeigt ganz klar, daß nicht allein die Einnahme des Heilmittels die eigenen Bemühungen ersetzt. Es hilft nur, wenn der Betreffende bereit ist, aus sich herauszugehen und selber etwas zu tun (wenn das ein Problem ist, sollte man an Hornbeam denken), dann erleichtert es dies alles.

WILD ROSE, ROSA CANINA, HECKENROSE

Das Schlüsselmerkmal von Wild Rose ist Apathie. Das zu akzeptieren, was man nicht ändern kann, mag eine Tugend sein, aber der Wild-Rose-Typ ist fatalistisch gegen jeden Mißstand. Was auch in seinem Leben schiefläuft, Gesundheit, Partnerschaft, Arbeit, er nimmt es mit einem Achselzucken hin und sagt: »Ich kann nichts dagegen tun, oder?«

Dies kann einen in Wut versetzen, aber anstatt den Betreffenden aufzurütteln und zu schütteln, versuche man es mit einigen Tropfen von Wild Rose.

WILLOW, SALIX VITTELINA, GELBE WEIDE

Der Lieblingsausruf eines Willow-Typs lautet: »Es ist nicht fair!« Wenn jemand eine bessere Stelle, eine bessere Gesundheit, weniger Handicaps beim Golf hat, sagt er sofort: »Womit hat *der* soviel Glück verdient?« Es könnte ja gut sein, daß dieser die Vorsehung nicht durch ständiges Jammern erzürnt hat. Willow ist der sprichwörtliche Charakter, der nicht glücklich sein will, auch wenn er glücklich ist. Selbst wenn sich Dinge wirklich bessern, ist er der letzte, der das zugibt. Die meisten Therapeuten auf allen Gebieten kennen diesen Charakter: »Wie geht es Ihrem Rücken?« (Er ist seit zehn Jahren unter Schmerzen gelähmt.) »Oh, ich denke er ist in Ordnung, aber mein Bein tut mir schon die ganze Woche weh.«

Wenn man durch solche Äußerungen an den Rand der Verzweiflung getrieben wird, sollte man nicht laut werden oder heftig reagieren – man sollte statt dessen dem Patienten Willow geben.

Wie unterscheidet sich Willow vom Beech-Typ? Die Ablehnung von Beech richtet sich nach außen, gegen andere. Beech kritisiert nicht aus Neid, weit gefehlt! Er möchte nicht um alles in der Welt in den Schuhen dieser armen Narren stecken (wie er die, die er kritisiert, bezeichnet). Die Empfindung des Willow-Typs ist viel persönlicher: Er möchte ganz sicher in den Schuhen eines anderen stecken (seinen Anzug mit der Brieftasche haben, hinter seinem Schreibtisch sitzen und in seinem Haus wohnen), und daß er das alles nicht hat, macht ihn todunglücklich.

Die Transformation durch das Willow-Heilmittel wirkt Wunder. Dieser negative, jammernde Miesmacher fängt an, die erfreuliche Seite der Dinge zu sehen, selbst die seines eigenen Unglücks. Er wird wahrscheinlich aus Erfahrungen lernen, anstatt sich über sie zu beklagen. Er könnte sogar sehen, daß andere Menschen auch ihre guten Seiten haben. Also, ein Versuch lohnt sich!

RESCUE-REMEDY -KOMBINATION (Cherry Plum, Clematis, Impatiens, Rock Rose, Star of Bethlehem), »ERSTE-HILFE«- oder »NOTFALL«-TROPFEN

In jedem Haushalt auf der ganzen Welt sollte eine Flasche von Rescue Remedy stehen. Viele Menschen sind zum Gebrauch der Bach-Heilmittel bekehrt worden, ohne jemals etwas darüber gelesen zu haben, einfach nur weil sie die Wirkungen dieser wunderbaren Essenz gesehen haben.

Obwohl Rescue Remedy als Heilmittel-Kombination ausschließlich in dieser Zusammensetzung verfügbar ist, wird es doch als ein von den anderen verschiedenes, einheitliches und eigenständiges

Heilmittel angesehen. Es ist für den Gebrauch in Notsituationen bestimmt und kann in einem solchen Fall ohne Zögern und Zweifel, ob es wohl das richtige Heilmittel ist, angewendet werden. Im Grunde ist immer dann, wenn sofort irgend etwas gegeben werden muß, Rescue Remedy das Richtige. Wenn der Notfall vorüber ist und man Zeit zum Nachdenken hat, könnten andere, einzelne Heilmittel eine wichtige Rolle bei der Wiederherstellung des Gleichgewichts spielen.

Man kann sich nur schwer vorstellen, wie man Kinder ohne Rescue Remedy aufziehen kann. Kinder fallen die Treppe hinunter, wachen aus Alpträumen auf, haben Streit und Wutanfälle, leiden unter unangenehmen Krankheiten, die sie auch noch erschrecken, weil sie nicht verstehen, was vor sich geht. In allen diesen Fällen trägt Rescue Remedy zur Wiederherstellung der Familienharmonie bei. In unserer Familie wurde es bei Streitigkeiten so oft benützt, daß die Kinder noch unter Tränen danach verlangten. Die schlauen Kleinen: In der Hitze der Zwistigkeiten unter Erwachsenen wird das Heilmittel nur allzu leicht vergessen.

Mein Sohn Edwin nahm im Alter von acht Jahren an einem Paddelkurs teil, in dem die Grundzüge von Erster Hilfe und Wiederbelebung gelehrt wurden. Er kam ungläubig heim: »Weißt du, daß die nie etwas von Rescue Remedy gehört haben?« Er hatte völlig recht: In Situationen von Schock und Verletzung kann es ein Lebensretter sein (selbstverständlich zusammen mit den richtigen Erste-Hilfe-Maßnahmen). Wenn der Patient bewußtlos ist, und es deshalb unklug wäre, ihm etwas durch den Mund einzugeben, kann man einfach seine Lippen mit einem Tropfen des Heilmittels (unverdünnt oder verdünnt) benetzen, das reicht für die wohltuende Wirkung völlig aus. (Das gleiche kann man mit widerspenstigen Kindern machen.)

Ein mentaler Schock, durch was auch immer hervorgerufen, kann vernichtend sein: Trennung, Beraubung, ein Feuer im Haus, Augenzeuge eines Verkehrsunfalls zu sein (auch wenn man nicht darin verwickelt ist), all das schädigt das Nervenkostüm und kann den Zusammenhalt zwischen dem subtilen Energiefeld und dem physischen Körper schwächen. Rescue Remedy ist in allen diesen Fällen unverzichtbar (besonders wenn die Leute sagen, sie seien in Ordnung und bräuchten nichts).

Der Spielraum von Situationen, in denen man Rescue Remedy anwenden kann, unterstreicht deutlich Dr. Bachs Engagement für Einfachheit. Für jede der oben beschriebenen Situationen könnte auch jeweils eines der vielen homöopathischen Mittel eingesetzt werden. Man kann darüber diskutieren, ob das richtige im Einzelfall nicht wirksamer wäre, gesetzt den Fall, daß alle verfügbar wären, ebenso jemand mit genügend Kenntnissen und Zeit, um das richtige auszuwählen. Der Vorteil von Rescue Remedy ist, daß es bei allen erwähnten Umständen und noch vielen anderen gut wirkt und ohne jedes Zögern benützt werden kann. Kaufen Sie drei Flaschen und behalten Sie eine in der Küche, eine im Auto und eine in der Hand- oder Aktentasche. Und benutzen Sie sie!

4. Das Arbeiten mit den Bach-Heilmitteln

Dieses Kapitel enthält Informationen über die Bach-Heilmittel sowie über Blüten- und andere Essenzen im allgemeinen. Alle wichtigen Unterschiede zu der Arbeitsweise anderer Gruppen werden zusammen mit den Heilmitteln in späteren Kapiteln besprochen.

Der Anfang des Verordnens

Nachdem nun ein mehr allgemeines Bild der einzelnen Bach-Heilmittel vorliegt, können die Einzelheiten des Verordnens behandelt werden. Der beste Lehrer ist die Erfahrung. Kenntnisse können durch Lesen erworben werden, aber nur das Verordnen der Heilmittel und das Beobachten des Resultats lehren die richtige Anwendung. So zeigt z.b. Rescue Remedy selbst Skeptikern die Kraft der Blüten: Viele haben es jahrelang benützt ohne sich für andere Heilmittel zu interessieren oder auch nur von ihnen zu wissen. Dabei ist Rescue Remedy, so wundervoll es auch wirkt, nur ein Teil des Systems, und nur einige weitere Heilmittel zu erproben kann neue Welten erschließen.

Verordnen für sich selbst und für andere

Verordnen für sich selbst ist nicht immer leicht, kann aber sehr aufschlußreich sein. Wir haben nicht immer das gleiche Bild von uns, wie es andere von uns haben. Aber dennoch haben die meisten eine gewisse Einsicht in ihre geistige Verfassung und können ihre Gefühle ausdrücken. Vielleicht werden sich manche, wenn sie die Beschreibungen der einzelnen Heilmittel lesen, in einigen Redewendungen wiedererkennen, und glauben, das treffe genau auf sie zu. Dann sollte man das Heilmittel einnehmen und abwarten, wie es wirkt. Es könnte natürlich auch sein, daß einem alle Heilmittel unbedingt notwendig zu sein scheinen. In diesem Fall sollte man versuchen, ein oder zwei speziell zutreffende herauszufinden; wenn das nicht gelingt, sollte man die aussichtsreichsten

Kandidaten nacheinander einnehmen und die Wirkung beobachten.

Eine Verordnung für andere vorzunehmen, ist für viele ein beunruhigender Gedanke: Wie kann man die Verantwortung tragen, wenn man sich geirrt hat? Keine Sorge, es ist eigentlich ausgeschlossen, daß man sich irrt, und sollte es doch passieren, wird kein Schaden angerichtet. Auf jeden Fall ist es besser, anstatt Heilmittel an alle und jeden zu verteilen, erst einmal mit Hilfe der Heilmittelbeschreibungen das Verhalten der anderen einzuordnen. Bereits Lesen und Beobachten ermöglicht es einem, die individuellen und wechselseitigen Verhaltensmuster zu erkennen und einem Heilmittel zuzuordnen. Dann fängt man an, Situationen zu erkennen, für die das Angebot von Hilfe angebracht sein könnte, aber auch solche, für die das sicherlich nicht zutrifft, und schon hat man zum ersten Mal erfolgreich verordnet. Die Bereitschaft zu helfen beginnt zu Hause und wird wohl zuallererst Ihnen selbst, Ihrer Familie und engsten Freunden zugute kommen. Man sollte aber nie vergessen, daß bereitwillige Zustimmung wichtig ist, auch sollte man seinen eigenen Enthusiamus zügeln. Ich weiß aus eigener Erfahrung, wie leicht man Freunde verlieren kann, wenn man durch seinen »schrecklichen Drang, Gutes tun zu wollen« zum bekehrungswütigen Eiferer oder schlicht zum Langweiler wird (wenn einem bewußt wird, daß man in diese Richtung tendiert, sollte man Vine und Heather in Betracht ziehen).

Das Interview

Dr. Bachs Verordnungstechnik beruhte ausschließlich darauf, dem Patienten zuzuhören. Das Wesentliche dieser Methode besteht darin, aus der Ausdrucksweise des Patienten auf seine Schlüsselgefühle und -ideen zu schließen, die den verschiedenen Heilmitteln entsprechen. Dr. Bach hatte die »Bilder« der Heilmittel natürlich ständig vor seinem geistigen Auge, wir müssen erst noch lernen, damit umzugehen. Das ist jedoch nicht allzu kompliziert. Bedenkt man, daß es nur 38 Heilmittel sind und daß die einzigen Symptome, die auftreten können, geistiger und gefühlsmäßiger Natur sind, dann sollte es nicht zu schwierig sein, sich die Charakteristika des ganzen Sets einzuprägen. (Verglichen mit der Homöopathie,

die es erforderlich macht, mindestens einige hundert Heilmittel –
von möglicherweise Tausenden – zu lernen, dazu Symptome von
allen Teilen des Körpers, erscheint das Bach-System in seiner Einfachheit sehr ansprechend.) Jedenfalls ist es nicht notwendig, nicht
einmal ratsam, vor der ersten Verordnung die Heilmittel auswen-
dig zu lernen. Man sollte dem Patienten zuhören, über das
Gehörte nachdenken, unterdessen den Heilmittelschlüssel über-
fliegen und dann die möglicherweise zutreffenden Heilmittelbeschreibungen gründlicher lesen.

Schlüsselmerkmale

Obwohl die Heilmittel viele Facetten haben, so kann doch bei den
meisten, wie im vorangegangenen Kapitel gezeigt wurde, die Ge-
samtidee zu einem Schlüsselbegriff oder dem Schlüsselmerkmal
zusammengefaßt werden. Es ist amüsant, aber zugleich ver-
blüffend, wie häufig diese Begriffe in einem Gespräch mit einem
Patienten auftauchen. Dabei ist ihm durchaus nicht bewußt, daß er
genau die Worte benutzt, die Dr. Bach in seinem Buch festgelegt
hat. Gorse-Patienten sagen tatsächlich »Was soll das nützen«,
während der Satz »Es ist nicht fair« ein sicherer Hinweis auf einen
Willow-Typ ist. Korrekterweise kann man die Verordnung nicht
allein nach den Schlüsselmerkmalen vornehmen, sie sollen in
erster Linie als »Aide-memoire« dienen, das zu einem sorgfältigen
Studium der Beschreibungen führt. Sobald man jedoch ein Heilmittel kennt und es verstanden hat, sind die Schlüsselmerkmale
nur noch Gedächtnisstützen, die das ganze Bild ins Gedächtnis
rufen.

Typen und Anlässe

Man kann feststellen, daß im allgemeinen Heilmittel entsprechend
dem Befinden verordnet werden, wohingegen *Typ-Heilmittel* aufgrund der vom Verordner empfundenen Persönlichkeitsstruktur
angewendet werdem. Wird eine Person als Typ eines bestimmten
Heilmittels beschrieben, dann legt dies ein derartig gewohnheits-
mäßiges Verhalten nahe, daß wir sagen würden, »die Person ist *genau so*«. Natürlich ist niemand »genau so«, die Leute handeln nur

»genau so«, was allerdings auf die Dauer als Teil der Persönlichkeit gesehen wird. Die meisten Heilmittel stimmen deutlich mit bestimmten »Typen« überein: Beech, Centaury, Heather, Vine, um nur einige zu nennen, haben eine ausgeprägte Typ-Beziehung. Manchmal können sie aber auch auf Personen zutreffen, die keinem bestimmten Typ zuzuordnen sind – Beech trifft auf uns alle zu, wenn wir dem Drang zu destruktiver Kritik nachgeben, Centaury, wenn man sich von einem Angeber einschüchtern läßt, Vine, wenn einen die eigene Begeisterung in solch einen Angeber verwandelt, Heather, wenn die gleiche Begeisterung dazu führt, daß man ein nervtötender Langweiler wird.

Ein typbezogenes Heilmittel kann als Teil einer gleichzeitigen Bemühung um eine Veränderung über längere Zeit genommen werden – es ist allerdings sinnlos, Heilmittel weiter einzunehmen, wenn man nicht vorhat, sich zu ändern. Man kann es auch als eine erste Zuflucht betrachten, wenn man sich nicht ganz wohl fühlt und kein anderes Heilmittel zur Hand hat.

Einige wenige Heilmittel treten nicht wirklich als Typen auf: Z.B. haben Walnut und Star of Bethlehem weniger eine Beziehung zu chronischen als zu akuten Zuständen, die nicht lange genug anhalten, um ein sicheres Typ-Merkmal feststellen zu können. Rescue Remedy sollte im allgemeinen nicht als Typ-Heilmittel oder in chronischen Fällen eingesetzt werden. Ich habe es allerdings gelegentlich getan, meistens bei Fällen, die schwer unter ihren Kindheitsschäden litten, und wenn nichts anderes zu helfen schien. Für eine Behandlung über einen längeren Zeitraum ist es jedoch besser, möglichst die einzelnen zutreffenden Heilmittel herauszufinden.

Eines oder viele?

Heilmittel können einzeln, nacheinander oder in Kombination verordnet werden. Die Kombination bietet viele Möglichkeiten: Jede vernünftige Anzahl kann zu einem »Cocktail« zusammengemischt werden, und alle Bestandteile werden dann auf die zutreffenden Elemente im Körper der jeweiligen Person wirken. Es gibt hier, wie immer, einen richtigen und einen falschen Weg, sich damit zu befassen.

Auf keinen Fall darf man die Freiheit, kombinierte Heilmittel verordnen zu können, mit der Einstellung »Eines wird schon das richtige sein« mißbrauchen. Die Versuchung ist groß, alle für einen besonderen Zustand zutreffenden Heilmittel auf einmal zu geben (z.b. Gorse, Gentian und Larch für fehlendes Vertrauen), wenn man in diesem speziellen Fall nicht sicher ist, welches einzelne Heilmittel notwendig wäre.

Dieses Vorgehen ist eindeutig falsch, weil man genau weiß, daß von drei Heilmitteln zwei nicht wirklich gebraucht werden, und daß nur die geistige Trägheit einen daran hindert, das wirkungsvolle herauszufinden. Außerdem wird man mit dieser Arbeitsweise nie zu mehr Klarheit gelangen.

Es ist legitim, von einer Mehrkomponenten-Verschreibung Gebrauch zu machen, wenn das Problem mehrere wohldefinierte Heilmittel umfaßt. Eine gekränkte Frau zum Beispiel könnte folgende Heilmittel brauchen: Centaury (sie läßt sich ausnützen), aber auch Pine (sie glaubt, daß alles ihre Schuld ist und daß ihr recht geschieht) und dazu noch Agrimony (sie versteckt ihren Kummer vor ihren Freunden und ihrer Familie). In diesem rein hypothetischen Fall müssen alle diese zwar getrennten Bereiche als Teile des gesamten Problems erfaßt werden, und der Cocktail kann deshalb fast als ein neugeschaffenes, spezifisches Heilmittel gesehen werden.

Es spricht vieles dafür, die Heilmittel, wo immer möglich, einzeln zu verordnen. Die folgenden Gründe sollten den Anfänger überzeugen:

– Die Wirkung eines einzelnen Heilmittels zu beobachten, gibt größere Sicherheit; die Unklarheit, welches Heilmittel gewirkt haben könnte, fällt weg.

– Der Versuch, ein einzelnes Heilmittel zu verordnen, fördert die Entscheidung, welches der Probleme im Augenblick das wichtigste ist.

Um auf das erste oben angeführte Beispiel (falsche Art des Verordnens) zurückzukommen: Wenn man sich trotz gründlicher Überlegung nicht sicher über das richtige Heilmittel ist, dann ist es besser, von den ausgewählten Kandidaten jeweils ein Mittel pro Anwendung zu geben. Die nicht zutreffenden werden nicht wirken. Von dem überzeugendsten sollte man die Beschreibung noch einmal lesen und sie mit den Gegebenheiten des Falls vergleichen; nur so wird man Klarheit gewinnen.

Im zweiten Beispiel ist die Vorgehensweise zwar völlig richtig, ich würde es aber für ideal halten, die Heilmittel nacheinander – in möglichst kurzer Folge – zu geben. Ich glaube nämlich, daß dieses Vorgehen eine hervorragende Schulung für den Behandler ist, die verschiedenen Stränge des Problems zu entwirren und einzuordnen. Man dringt auf diese Weise besser in die Details des Falles ein, was unter Umständen noch wichtiger ist. Die Heilung eines Patienten kann, im weitesten Sinne mit der Restaurierung eines Gemäldes verglichen werden. Nach der Entfernung der ersten Schmutzschicht von dem alten Meisterwerk kann etwas ganz Unerwartetes zum Vorschein kommen, das die Einstellung zu dem Projekt völlig verändert.

So ähnlich kann es gehen, wenn bereits das scheinbar wichtigste Heilmittel, das »erste-Schicht«-Heilmittel, das ganze Bild vollkommen abändert, so daß die folgenden Verordnungen sich stark von dem unterscheiden, was nach dem ersten Interview geplant war. Bei akuten Fällen hat es sich oft sehr bewährt, zusammen um einen Tisch herum zu sitzen, alle Heilmittel zur Hand zu haben und verschiedene davon zu verabreichen, entsprechend der eintretenden Veränderung des Gemütszustands. Dabei wären zehn Heilmittel in einer Stunde nicht ungewöhnlich; diese Arbeitsweise kann sehr erfolgreich sein.

Ein solches Vorgehen ist weitgehend eine Frage der Durchführbarkeit. Es liegt auf der Hand, daß es bei regelmäßigem Kontakt, z.B. in einer Familiensituation, leichter ist, die Heilmittel häufiger zu wechseln als bei sechswöchigen Abständen der Kontakte. Viel hängt auch davon ab, wie stark sich der Patient mit dem Gebrauch der Heilmittel befaßt. Ist er ausreichend interessiert und aufgeschlossen, sollte man ihm keine Dosierflasche mit Cocktail geben, sondern ihn ermuntern, sich Stammlösungen aller in Frage kommenden Heilmittel zu kaufen und sich ein eigenes Urteil über ihre Anwendung – welches und wann – zu bilden. Verbindet man diese Art der Heranführung mit einigermaßen detaillierten Berichten, dann können Patient und Behandler außerordentlich viel daraus lernen. Im anderen Fall, wenn der Patient eigentlich nicht viel über die Therapie wissen will, sondern nur Hilfe sucht (was sein gutes Recht ist), dann wird der Cocktail der beste Anfang sein.

Aufbewahrung, Zubereitung und Dosierung

Der Aufbewahrungsort für die Heilmittel sollte einigermaßen kühl, dunkel und frei von starken Gerüchen sein, die Flaschen sollten sich untereinander nicht berühren. Die von den Verteilern gelieferten Aufbewahrungsschachteln haben entsprechende Unterteilungen. Obwohl die normalen Stammlösungen gut konserviert sind, ist es ratsam, sie nicht zu verunreinigen. So sollte man es zum Beispiel vermeiden, beim Einnehmen direkt aus der Vorratsflasche mit dem Tropfer den Mund zu berühren.

Für Heilmittellösungen, die man ständig benutzen will, müssen lediglich wenige Tropfen der Stammessenz einem Glas Wasser zugesetzt werden. Diese Verdünnung kann immer wieder, solange sie frisch bleibt, eingenommen werden. Für den längeren Gebrauch ist es bequemer und rationeller, sich eine Therapie-Essenz in einer Tropfenflasche anzusetzen; derartige Tropfenflaschen sind in den meisten Apotheken erhältlich. Eine genaue Verdünnung ist nicht notwendig. Die Standardverdünnung ist für die meisten Heilmittel zwei Tropfen in einer sinnvollen Menge Wasser (bei den Australischen Heilmitteln sind es sieben Tropfen). Von dieser Therapie-Essenz können einige Tropfen direkt auf die Zunge getan oder in einem Glas Wasser weiterverdünnt werden und so immer griffbereit sein.

Was ist in der Flasche?

Eine Frage, über die man endlos debattieren könnte, ist die, ob und in welchem Umfang es gut für die Patienten ist, sich das Heilmittel selbst zu verordnen. Ebenso ist von Belang, ob es ihnen nützt, zu wissen, was sie einnehmen (oder warum). Unter Homöopathen und Blüten-Heilmittel-Behandlern gibt es eine deutliche Trennung in zwei Gruppen: Die einen wollen den Patienten das Heilmittel nennen, die anderen wollen es nicht.

Verordnet man lieber ohne Erklärung, kann dagegen eingewendet werden, daß dann die Patienten nur allzu eifrig die Beschreibungen lesen werden und

– sich einreden, daß das Heilmittel wirkt, obwohl es das nicht tut, die Beratungen erschweren, indem sie beschreiben, wie sie sich ihrer Meinung nach fühlen sollten und nicht wie sie sich tatsächlich fühlen

– sich gekränkt fühlen und die Behandlung abbrechen, weil in der Beschreibung etwas steht, was sie für unrichtig halten, oder sogar für eine Herabsetzung ihres Charakters

– anfangen, für sich selbst zu verordnen (und damit dem Behandler als zahlende Patienten verlorengehen!). Für vollkommene Offenheit spricht, daß dies die angemessene Art ist, eine Beziehung zwischen Behandler und Patient aufzubauen, nämlich die einer wohlinformierten Zusammenarbeit und nicht einer Abhängigkeit:

– Das erste Gegenargument ist durchaus gewichtig: Die meisten Patienten werden sich irgendwann in die Heilmittel hineinlesen, aber nach einer Weile läßt der Reiz des Neuen nach, und dann schwanken sie zwischen echter Einsicht und Selbsttäuschung. Es trifft sicher zu, daß die meisten von uns beim ersten Lesen der Beschreibungen das Gefühl haben, alle Heilmittel zu brauchen. Dann kann ein erfahrener Behandler leichter entscheiden, welche wirklich notwendig sind.

– Der zweite Punkt ist problematischer: Es ist schwierig, jemandem auf schonende Art zu sagen, warum er Heather und Beech nehmen soll. (Andererseits: Ist es ethisch vertretbar, eine Verordnung mit einer Meinung zu begründen, die man dem Betreffenden nicht ins Gesicht sagen möchte?)

– Der dritte Punkt ist in gewisser Weise die Idee, nicht mehr zum Behandler zu gehen und sich lieber selber zu bezahlen. Es ist in diesem Zusammenhang berechtigt, sich darüber Gedanken zu machen, daß sich Patienten schaden könnten, die weniger wissen, als sie sich einbilden. Es ist, aus meiner Sicht, aber nicht legitim, die ganzen Vorgänge bewußt zu mystifizieren, nur um zahlende Patienten nicht »vom Schürzenzipfel« zu lassen.

Dieses Dilemma muß jeder für sich selbst lösen, der verordnet – ob professionell oder nicht. Ich erkläre meine Verordnungen immer so ausführlich, wie ich selber dazu in der Lage bin, ich ermuntere meine Patienten zum Lernen und zum Gebrauch der Heilmittel so überzeugend wie möglich. Bei einigen Leuten, die sich ihrer selbst weniger bewußt sind als andere, glaube ich allerdings, daß es genügt, wenn ich nur verordne – jedenfalls für den Anfang. Das Ziel des Verordnens ist zu dem Zeitpunkt, sie in einen Zustand der Ausgeglichenheit zu bringen, ihr Bewußtsein zu fördern, um sie dann mehr in das ganze Geschehen einbinden zu können.

Unterstützende Behandlungen

In vielen Fällen kommt man im Laufe einer anderen Behandlung dazu, die Blüten-Heilmittel zusätzlich einzusetzen. So verwende ich sie zum Beispiel bei meiner Arbeit als Seh-Lehrer nach der Bates-Methode, um auf die gefühlsmäßige Seite der Sehstörung einzuwirken. Der Behandler mit Blüten-Heilmitteln kann aber auch gefragt werden, ob man außer dem »Tropfen-Einnehmen« noch etwas anderes Wirkungsvolles tun könnte. Wie bereits in der Einleitung erwähnt, kann es völlig ausreichend sein, die Blüten-Heilmittel allein anzuwenden, aber es kann auch sehr nützlich sein, ihre Anwendung mit einer anderen Heilmethode zu kombinieren.

Ganz allgemein gesprochen – es mag Ausnahmen geben – ist es sicher eine gute Idee, eine erwiesenermaßen wohltuende Therapie zusammen mit einem geeigneten Blüten-Heilmittel fortzusetzen. Das Heilmittel kann nicht stören, wird aber auch in seiner Wirkung nicht beeinträchtigt, aber es kann den Nutzen der Therapie verstärken. So könnte beispielsweise im Falle einer eventuell notwendigen Operation die Wirkung des Heilmittels den Zustand so bessern, daß die Operation überflüssig wird. Sollte sie aber doch notwendig sein, dann wird es die Angst und die Sorge vor dem Eingriff abmildern, den Aufenthalt im Krankenhaus erträglicher machen und die Wahrscheinlichkeit von Folgekomplikationen herabsetzen. Auch die folgenden Ideen könnten von Nutzen sein:

Affirmationen (Programmierungssätze)

Eine Affirmation ist ein Satz, den man sich häufig wiederholt, um auf diese Weise die zur Gewohnheit gewordenen Gedankengänge abzuändern. Oft ist es sinnvoll, solche Sätze zur Unterstützung einer gewünschten Heilmittelwirkung einzusetzen. Warum ist das notwendig – sollte das Heilmittel nicht auf jeden Fall wirken? In den meisten Fällen wird es das tun, manchmal ist allerdings eine kleine Hilfe vonnöten, oder wenigstens die Beseitigung eines Widerstands. Wenn man sich seit längerer Zeit in einem anhaltend negativen Zustand befindet, besteht möglicherweise eine festgefügte Geistesverfassung, die sich Veränderungen widersetzt. Das findet man häufig bei Patienten, die auf die erste Bekanntschaft mit einem Heilmittel positiv reagieren, dann aber rückfällig werden und meinen, daß nach allzu vielen Wiederholungen das Heilmittel nicht mehr hilft. Das Folgende trifft auf viele ähnliche Fälle zu: Der Patient kommt mehr oder weniger unbewußt zu der Überzeugung, daß seine veränderte, aber deutlich gesündere geistige Verfassung ihm fremd ist und deshalb falsch sein muß, und daß ihm sein früherer Zustand, wenn auch weniger gesund, vertrauter ist und somit »richtig«. Die Macht der Gewohnheit hat die Kraft des Heilmittels bezwungen. Dies ist ein gutes Beispiel für die Überlegenheit des freien menschlichen Willens. Wenn wir beschließen krank zu werden, kann uns keine Macht des Himmels und der Erde daran hindern; um gesund zu sein, müssen wir uns freiwillig dafür entscheiden. In einem Konflikt zwischen unbewußten und bewußten Wünschen wird sehr wahrscheinlich die gängige Gewohnheit der Gewinner sein. Hier könnte die Affirmation genutzt werden, um die unbewußten Konflikte aufzudecken und aufzulösen.

Einige mögen nun denken, damit sei gezeigt worden, daß es der »alleinige Glaube« und nicht das Heilmittel ist, was wirkt – also ein »Placebo-Effekt«! Wenn das so wäre, dann wäre dieser »alleinige Glaube« eine gute Sache, von der wir alle ein wenig mehr gebrauchen könnten, aber es ist nicht so. Wie ich das wissen kann? Weil die Heilmittel bei Kindern wirken, die viel zu jung sind, um sich irgendwelche Vorstellungen zu machen; weil sie bei Erwachsenen wirken, denen nicht bewußt ist, daß sie etwas einnehmen oder daß ihnen etwas fehlt; weil sie nachweislich auf Pflanzen und Tiere wirken; weil falsche Heilmittel nicht wirken; und schließlich, weil tatsächlich manchmal das richtige Heilmittel keine Wirkung zeigt, obwohl der Patient darauf vertraut und daran »glaubt«; und so weiter. Eine Affirmation oder ein Programmierungssatz soll einen weniger dazu überreden zu »glauben«, als vielmehr davor bewahren. Es soll nicht durch Anstrengung und Mühe etwas hervorgerufen werden, sondern es soll das größte Hindernis für eine Heilung beseitigt werden – die negativen Erfindungen unseres eigenen Geistes.

Bewegung

Blüten-Heilmittel im allgemeinen und die Bach-Heilmittel im besonderen wirken hauptsächlich auf die Gefühle oder Emotionen, und Emotionen werden weitgehend als Bewegungen empfunden. E-motion (ex = heraus, movere = bewegen) bedeutet eine von innen nach außen gerichtete Bewegung des Gefühls. Deshalb stellt man sich vor, daß emotionale Schwierigkeiten durch irgendeine Blockade ebendieser Bewegungen verursacht werden. Seit altersher versucht man, durch Bewegung zu emotionaler Ausgeglichenheit zu finden. In vielerlei Formen des Tanzes werden entweder Gefühle zum Ausdruck gebracht oder versucht, in einem Zustand der Ekstase (ex-stasis) Gefühle freizusetzen.

Auch andere Formen der körperlichen Betätigung, vom flotten Gehen bis zu harter Arbeit oder noch drastischeren Anstrengungen wurden als Allheilmittel für alle Arten von emotionalen Leiden angesehen. Wilhelm Reich, der zusammen mit Freud die Psychoanalyse lehrte, gab später dem Konzept der »Panzerung« diesen Namen. Dabei handelt es sich um einen Prozeß, der durch eine Bewegung verhindernde Disziplinierung des Körpers jede Emotion erstickt. Ein bedeutender Teil der Reichschen Therapiemethode besteht darin, den Körper durch kraftvolle, zum Teil heftige Bewegungsübungen wieder für Gefühle frei zu machen. Darüber hinaus gibt es Bewegungstechniken, mit denen man auf subtilere Art versucht, die Einheit von Körper, Geist und Gefühl herzustellen, z.B. Yoga, die von Rudolf Steiner entwickelte Eurythmie oder die Selbstheilungs-Methode von Meir Schneider. Eine unabdingbare Voraussetzung für den Erfolg jeder Bewegungstherapie ist das wachsende Verständnis für die Bewegungsabläufe des Körpers; damit befaßt sich die Alexander-Technik.

Einige der Blüten-Heilmittel beziehen sich auf den Zustand der Starrheit und sind daher geeignet, die Fähigkeit zu freieren Bewegungen zu schaffen. Es ist jedoch auf jeden Fall anzuraten, ebenso wie beim Arbeiten an der geistigen Verfassung, sich bewußt und aus eigenem Antrieb um freie Bewegung zu bemühen und so die Erfahrung des Fühlens durch Bewegung zu machen.

Massage

Massage jeder Art ist eine weitere Möglichkeit, Leben und Bewegung im Körper anzuregen. Sie berührt auch auf tiefgreifende Weise unsere Gefühle und unser Verhalten anderen Menschen gegenüber. Zwangsläufig sind gerade die ganz erstarrten und in sich verschlossenen Menschen, die eine Massage-Behandlung am dringendsten benötigten, in der Regel am wenigsten geneigt, sie auszuprobieren oder zuzulassen. Um eine solche Massage als wohltuend empfinden zu können, brauchen sie zuvor eine andere Behandlung, vorzugsweise mit geeigneten Blütenessenzen. Denn nur bei überzeugter Zustimmung werden körperliche Versteifungen und Einschränkungen jeglicher Art auf Massage reagieren. Deswegen versuchen Kinesiologen, bevor sie ihre Behandlung beginnen, ein Einverständnis möglichst des Körpers, weniger des Bewußtseins des Patienten, herzustellen. Andere Behandler müssen sich um größtmögliches Einfühlungsvermögen gegenüber Ablehnung bemühen.

Der russisch-israelische Lehrer und Heiler Meir Schneider konnte zeigen, daß leichte Klopfmassage mit den Fingern erfolgreicher ist als die üblichen Streich- und Ziehbewegungen. Sie lockert nicht nur die Muskelfasern, sondern sie regt auch die Durchblutung an, während das Streichen und Drücken den verspannten Zustand erhält.

Subtile Massageformen, wie z.B. Shiatsu, bei denen Druck den Energiefluß in die Akupunktur-Meridiane anregt, können für die Freisetzung von Energie in einem erstarrten Körper eine wichtige Rolle spielen.

Massage-Behandlungen in Kombination mit geeigneten Blüten-Heilmitteln können für folgende Patienten sehr wohltuend
sein:

– die Bewegung brauchen würden, aber zu gebrechlich für sportli-
che Übungen sind,

– die keinen körperlichen Kontakt mit anderen Menschen haben
oder sich davor fürchten,

– denen die Heilmittel auf geistiger, nicht aber auf körperlicher
Ebene helfen.

Daß ich die zusätzlichen Behandlungsmöglichkeiten vorschlage,
soll nicht heißen, die Blüten-Heilmittel wären nicht ausreichend
oder vollkommen. Es soll lediglich betont werden, daß eine Heil-
behandlung in erster Linie patientenbezogen sein sollte und nicht
allein auf unserer Begeisterung für eine bestimmte Therapie beruhen darf. Blüten-Heilmittel sind ein äußerst wirkungsvolles Mittel
mit großer Anwendungsbreite, aber wenn etwas anderes benötigt
wird, sollte man es anwenden. Die Hauptfrage muß immer lauten:
»Was fehlt diesem Menschen und was kann ich oder irgend jemand, den ich kenne, dagegen tun?«

5. »Neue« Heilmittel und neue Methoden

In Kapitel 2 habe ich kurz einige ethische und andere Fragen besprochen, die im Zusammenhang mit der Herkunft der Heilmittel aufgetreten sind. Völlig neue Fragen sind jetzt entstanden, die die Beziehungen der Bach-Heilmittel zu den verschiedenen Gruppen der neueren Heilmittel betreffen. Der traditionelle Standpunkt ist, allen anderen Heilmitteln außer dem Bach-Sortiment die Anerkennung zu verweigern, gemäß Dr. Bachs Verbot »der Erweiterung oder Änderung«. John Ramsell stellt in seinem Buch »Questions and Answers« (Fragen und Antworten) die im großen und ganzen wenig begeisterte Meinung des Bach-Centres über diese Entwicklung dar.

Einerseits muß diese Ansicht respektiert werden, andererseits ist es über jeden Zweifel erhaben, daß viele der »neuen« Systeme von äußerst seriösen Leuten mit den besten Absichten geschaffen wurden. Wenn man ihnen Glauben schenken will, so wurden diese Menschen von spirituellen Quellen geleitet, nicht unähnlich jenen, die auch Dr. Bach geführt haben. Einige nehmen sogar für sich in Anspruch, von Dr. Bachs Geist selbst geleitet zu werden! Ob man dies als »wahr« akzeptiert oder nicht, ist unwesentlich, was letztlich zählt, ist nur, ob die Heilmittel die erwünschte und angestrebte Wirkung zeigen oder nicht. Es stellte sich auch heraus, daß Blütenessenzen, die in ähnlicher Weise hergestellt wurden wie Dr. Bachs Heilmittel, seit Jahrtausenden in anderen Kulturen bekannt sind. Daraus folgt, daß, global gesehen, Dr. Bachs Entdeckungen nicht als einmalig oder als noch nie dagewesen gelten können.

Meiner Meinung nach werden die Bach-Heilmittel sehr wahrscheinlich die Bedürfnisse der meisten Menschen in den meisten Situationen befriedigen. Auch wird man mit Nachdenken die meisten Zustände in der Terminologie der Bach-Rubriken finden. Man muß aber auch fairerweise zwischen Hinzufügen und Verändern des Bach-Systems und der Schaffung völlig neuer Systeme unterscheiden. Dr. Bachs Schöpfung überlebt unangetastet und in sich geschlossen; sie besteht weiterhin als das, wofür sie gedacht war –

als ein wundervoll einfaches und wirksames Heilmittel. Das soll aber nicht heißen, daß andere komplexere und mehr Schulung erfordernde Systeme nicht auch ihren Wert hätten. Sie müssen aber getrennt betrachtet und an Hand ihrer eigenen Vorzüge beurteilt werden und dürfen nicht als Erweiterungen oder Verbesserungen von Dr. Bachs Werk gelten. Dr. Bach war der Kompliziertheit des homöopathischen Systems überdrüssig geworden und wollte seine eigene Praxis ändern, aber er hat niemals empfohlen, die Homöopathie abzuschaffen oder ihre Anwendung zu verhindern. Ebensowenig hat er bezweifelt, daß sie eine wirkungsvolle und notwendige Therapie ist. Unterschiedliche therapeutische Systeme sprechen unterschiedliche Ebenen unseres Daseins an; da die verschiedenen Individuen auf unterschiedlichen Ebenen aufnahmefähig sind, werden unterschiedliche Systeme benötigt.

Neue Essenzen für neue Zeiten

Das Bach-System, obwohl in gewisser Weise von zeitlosem und universellem Wert, kann auch als besonderer Ausdruck von Dr. Bachs Zeit und Ort angesehen werden und somit in mancher Hinsicht als eingeschränkt anwendbar gelten. Während sich die Natur der menschlichen Gefühle in den letzten 50 Jahren wohl kaum verändert hat, wandelte sich mit Sicherheit deren Ausdrucksform und der Grad der Selbstfindung.

Wie Ian White (siehe Kapitel 7) darlegt, »hat das Bach-System Gebiete wie Sexualität, Kommunikation, Berufsausbildung, Kreativität und Spiritualität nicht angesprochen«. Das mag manchem etwas oberflächlich vorkommen, denn wenn die Bach-Heilmittel wohldurchdacht eingesetzt werden, können sie auch auf diesen Gebieten viel Gutes bewirken. Es muß als besonderer Vorzug des Bach-Systems angesehen werden, daß tiefgründige Schwierigkeiten ohne allzu weitgehende Enthüllungen therapiert werden können – was besonders im Hinblick auf die britische Wesensart und erst recht für das gesellschaftliche Klima der 1930er Jahre in England wichtig war. Wenn zu anderen Zeiten und an anderen Orten in direkterer Art an diese Probleme herangegangen wird, dann mag es richtiger und wirkungsvoller sein, sie offener und detaillierter zu behandeln, wie es in den neueren Darstellungen aus Kalifornien

71

und Australien geschieht. Dazu gibt es natürlich Argumente dafür und dagegen, aber das wichtigste ist, daß man die Wahl hat und für den Einzelfall die am besten geeignete Methode aussuchen kann. Während man die Bach-Heilmittel mit den Begriffen emotionaler Zustände, so wie sie gefühlt und ausgedrückt werden, beschreibt, arbeiten einige der anderen Heilmittel, wie wir später noch sehen werden, mit völlig anderen Bezugspunkten. Einige beziehen sich etwas direkter auf das Körperliche (John Ramsell schlägt in »Questions and Answers« vor, den Begriff »Liquid Herbal Remedies«/«Flüssige Kräuter-Heilmittel« für die eindeutig physiologisch wirkenden Heilmittel zu verwenden). Andere nehmen für sich in Anspruch, das Körperliche und das Emotionale zu umgehen und direkte Verbindung zu den subtileren, spirituellen Aspekten des Lebens herzustellen. Es wird auch darauf hingewiesen, daß bestimmte Gruppen – und nur diese – für bestimmte Stadien der Entwicklung zutreffend sein können. Einige Autoren erklären ganz unumwunden, daß man eine ziemlich hohe Entwicklungsstufe erreicht haben muß, um die Wohltat dieser besonderen Heilmittel wahrnehmen zu können. (Das wäre ein Gegensatz zu Dr. Bachs Ambitionen für seine Heilmittel: von Nutzen zu sein für die ganze Menschheit durch ihre Fähigkeit, bei nahezu jedem Menschen zu wirken.) Daher könnte es hilfreich sein, klare Unterschiede zwischen den verschiedenen Aktionssphären zu machen, anstatt sie alle unter dem Begriff »Essenzen« zusammenzufassen. Das ist allerdings nicht leicht, denn die Unterschiede sind nicht scharf umrissen.

Das Energie-Zentrum

Mehrere Autoren nehmen an, daß auf der Erde ein wanderndes Energie-Zentrum existiert, das sich immer dort manifestiert, wo es zum betreffenden Zeitpunkt gebraucht wird. An diesem Ort ermöglicht es Entdeckungen und Entwicklungen zum Wohl der Menschheit. Folgt man dieser Idee, dann lag dieses Energie-Zentrum in den 1930er Jahren in England – als Dr. Bach seine Entdeckungen machte –, es offenbarte sich in den 70er Jahren in Kalifornien, bevor es sich weiter nach Australien verlagerte, und so fort.

Da an so vielen Orten neue Heilmittelgruppen plötzlich auftauchen, stellt sich die Frage, ob eine besondere Beziehung zwischen den Heilmitteln dieser Orte und den dort lebenden Menschen festellbar ist – sind beispielsweise die kalifornischen Heilmittel für Amerikaner am besten geeignet, oder die Busch-Blüten für die Australier? Jan White gibt die folgende Antwort: Australische Essenzen sind genau das richtige für jemand, der keine deutliche Abneigung gegen die australische Idee hat, ganz besonders aber für jemand, der sie liebt. Das gleiche Prinzip kann ohne Zweifel auch auf alle anderen »nationalen« Gruppen zutreffen, natürlich auch auf die Bach-Heilmittel. So könnten vielleicht manche Australier weniger freundliche Gefühle für England hegen und deshalb, wendet man die gleiche Logik an, mehr Nutzen von Busch-Essenzen haben als von Bach-Heilmitteln.

Die gleiche Pflanze – ein anderes Heilmittel

Hin und wieder tauchen botanisch identische oder nah verwandte Pflanzen in verschiedenen Heilmittelgruppen mit sehr unterschiedlichen Beschreibungen auf. Das erfordert wohl eine Erklärung. Eine Pflanze kann man sich als einen Überträger der an ihrem Standort vorhandenen Energien vorstellen, so daß die folgenden Gegebenheiten sehr wohl einen Unterschied hervorrufen können: der Breitengrad, der die Tageslänge und den Winkel der Sonneneinstrahlung beeinflußt; die Art des Bodens; die Höhe über dem Meeresspiegel; die Hemisphäre (die Kräfte der Gravitation und des Magnetismus wirken verschieden auf der nördlichen und der südlichen Halbkugel); sonniger oder schattiger Standort; Tages- und Jahreszeit, zu der die Blüten gesammelt wurden, und sogar andere Pflanzen, die an diesem bestimmten Standort überwiegen. Dr. Bach legte besonderen Wert darauf, daß die Blüten für seine Heilmittel von ihren ursprünglichen Standorten kamen, denn selbst eine Entfernung von wenigen Kilometern kann Unterschiede in der Wirkung der gleichen Pflanze hervorrufen. Es kann auch vorkommen, daß recht unterschiedliche Pflanzen verwirrend ähnliche Gebrauchsnamen haben. Aus diesem Grund habe ich in diesem Buch auch die lateinischen = botanischen Namen angegeben, um Verwechslungen auf diesem Gebiet zu reduzieren.

Unkonventionelle Verordnungen

Zusammen mit den neuen Heilmitteln sind auch neue Wege des Verordnens aufgetaucht und damit ein neues Feld für Kontroversen: Die einen betrachten jede Form des Verordnens als unzulänglich, die nicht auf einem Gespräch begründet ist, in dem die Heilmittel-Essenzen an Hand der Aussagen des Patienten herausgefunden werden. Die anderen arbeiten mit abweichenden Methoden, weil sie überzeugt davon sind, daß sie auch zu Ergebnissen führen. Wie ich bereits früher erwähnte, unterscheiden sich viele der neueren Heilmittel in ihren Bezugspunkten von den vom Bach-Set angesprochenen emotionalen Bildern, und daher werden andere Formen der Verschreibung notwendig. Wenn sich zum Beispiel die Beschreibung eines der kalifornischen Heilmittel ausdrücklich auf ein bestimmtes Chakra oder einen Meridian (siehe Seite 76f.) bezieht, müßte in die Diagnose eine gewisse Beurteilung der Energiebalance in diesen Bereichen eingehen. Die hierfür notwendige Information wäre sicherlich nicht in einem konventionellen Interview zu erlangen.

Die Tatsache, daß die neuen Heilmittel so zahlreich und ihre Beschreibungen so komplex sind, bedeutet, daß es schwierig ist, alle Unterschiede im Gedächtnis zu behalten. Da mag es schwer sein, auch nur das beste System auszuwählen, ganz zu schweigen von dem eigentlichen Heilmittel. An diesem Punkt sagt der Purist vielleicht: »Das habe ich schon immer gesagt – Dr. Bach hatte recht.« Andere werden darin kein Problem sehen, vorausgesetzt man hat geeignete Mittel, um eine Auswahl treffen zu können.

Pendeln

Schon vor Tausenden von Jahren hat man sich des Pendels und der Wünschelrute bedient, um dem bewußten Geist und dem rationalen Verstand verborgene Informationen zu erschließen. Wie das vor sich geht, ist noch immer unklar, aber derartige Vorgänge konnten insbesondere durch die berufsmäßigen Wassersucher in Australien und anderswo zweifelsfrei verifiziert werden. Es scheint einigermaßen bewiesen zu sein, daß real existierende Energien beteiligt sind, allerdings in einer so subtilen Form, daß nur der menschliche Körper in Verbindung mit der Wünschelrute das geeignete Instrument für ihre Entdeckung zu sein scheint. Medizinisches Pendeln kann in vielfältiger Weise genutzt werden. Ein über dem Körper eines Patienten schwingendes Pendel kann auf Bereiche hindeuten, denen man Aufmerksamkeit schenken sollte oder auf Punkte, die einer Korrektur bedürfen. Für die Auswahl von Essenzen kann der Patient oder der Behandler durch Pendeln ein einziges, dem Zustand des Patienten entsprechendes Heilmittel oder auch eine Gruppe herausfinden.

Kinesiologie (Muskeltest)

Der Muskeltest kann als eine verfeinerte Form des Pendelns betrachtet werden, die den Behandler in die Lage versetzt, die Energiezustände des Körpers sowie notwendige Verbesserungen aufzuspüren. Das dem zugrundeliegende Prinzip beruht darauf, daß der Tonus (die Spannung) eines Muskels von der elektrischen Aktivität in diesem Teil des Nervensystems abhängt, was wiederum die Aktivität des Gehirns und des Gesamtsystems reflektiert. Alles, was das System belastet oder reizt, erzeugt eine schwache Reaktion, während alles, was den Reiz vermindert, eine starke Reaktion hervorruft.

Mehrere kinesiologische Systeme nutzen dieses Prinzip in mehr oder weniger komplexen Formen, aber die Grundreaktion auf den Kontakt mit einer Substanz läßt sich auf relativ einfache Weise testen. Dabei nützt man die Muskeln des Oberarms als »Indikatoren«. Der Patient streckt einen Arm aus und muß einem leichten Abwärtsdruck Widerstand leisten, während er ein Heilmittel in der anderen Hand oder an irgendeiner Stelle am Körper hält. Das richtige Heilmittel wird eine deutlich verstärkte Reaktion auslösen oder sich zumindest klar von den anderen unterscheiden.

Intuitive Diagnose

Ein großer Teil der nicht-traditionellen Formen der Diagnose und des Verordnens beruht bis zu einem gewissen Grad auf Intuition. Manche Leute halten sich für befähigt, auf alle Hilfen verzichten zu können – sie scheinen einfach zu »sehen«, was der Patient benötigt. Dies kann mit anderen hellseherischen Fähigkeiten einhergehen. Ein solchermaßen befähigter Heiler sieht die »Aura« oder Energiefelder auf direkte Weise, wodurch sowohl die Notwendigkeit für das Heilmittel als auch dessen Wirkung bestätigt werden können. Diese Form der Diagnose wird normalerweise in einem völlig konventionellen Gespräch gestellt. Dabei wird der Behandler weniger auf das Gesagte achten, als auf das, was er oder sie »sieht«, während der Patient spricht.

Meridian- und Chakra-Diagnose

In Medizinschulen des Orients wird der Körper nicht nur als rein physisches Gebilde beschrieben, sondern auch als Energie-Struktur, die der physischen Form als »Modell« dient. Die traditionelle indische Medizin richtet ihr Hauptaugenmerk auf die Chakras, Energie-Zentren, die weitgehend mit den Konzentrationspunkten des parasympathischen Nervensystems übereinstimmen. Man kann sie sich als wichtige Brücken zwischen dem physischen und dem Energie-Körper vorstellen, es sind mit Sicherheit Zentren starker elektrischer Aktivität. Die chinesische Medizin verweist auf das System der Meridiane, die man sich als Linien denken muß, auf denen, unabhängig von Blutkreislauf und Nervensystem, feinste elektrische Energien um den Körper fließen. Mangelnde Gesundheit wird als Resultat einer Blockade oder Stagnation dieses Energiestroms betrachtet. Techniken wie Akupunktur und Akupressur wurden entwickelt, um durch Einstechen von Nadeln in bestimmte Schlüsselpunkte oder durch Drücken darauf die Disharmonie zu korrigieren. Übereinstimmend mit der bereits erwähnten Vorstellung des höheren Ranges des Energie-Körpers gegenüber dem physischen, behaupten orientalische Ärzte, daß Veränderungen im Energie-Körper, die als Ungleichgewichte in den Chakras und den Meridianen wahrgenommen werden können, Anzeiger für sich entwickelnde Krankheiten sind, lange bevor physische Symptome auftreten. Durch eine geeignete Behandlung kann die Ausgewogenheit der Energien wiederhergestellt werden und damit das Auftreten einer sich im Physischen äußernden Krankheit verhindert werden. Auf dieser Basis wurde chinesischen Ärzten von ihren gesunden Patienten traditionsgemäß ein Honorarvorschuß gezahlt, der im Krankheitsfalle wieder zurückgefordert wurde – ein System, das entschieden einem vorzuziehen ist, in dem der Arzt von der Fortdauer der Krankheit profitiert. Da sich einige der modernen Essenzen ganz ausdrücklich auf diese Formen der Diagnose beziehen, ist es notwendig, den Stand dieses subtilen Energiesystems festzulegen, um die Erkenntnisse zu nutzen.

In der Theorie der Kinesiologie basiert vieles auf diesen Energiesystemen, ihre Hauptgebiete enthalten hochentwickelte Verfahren für Einschätzung und Korrektur. Um es genauer zu schildern: Der erfahrene Behandler kann mit den Händen erfühlen, welcher Akupunkturstelle oder welchem Chakra er seine Aufmerksamkeit zuwenden muß. Durch Untersuchungen des elektrischen Widerstands der Haut konnte dies wissenschaftlich bestätigt werden. An Akupunkturstellen wird weniger elektrischer Widerstand gemessen (das heißt, sie erlauben mehr Energiebewegung) als an »normalen« Hautstellen. Es konnte gezeigt werden, daß die Veränderungen und die betroffenen Punkte mit den Voraussagen der traditionellen Diagnose übereinstimmen. Ferner konnte gezeigt werden, daß auch die traditionelle Akupunkturbehandlung Normalisierung herbeiführen kann. Das hat unlängst zur Entwicklung elektronischer Diagnosetechniken geführt: Eine mit einem Computer verbundene elektronische Sonde mißt an verschiedenen Punkten den Widerstand. Das Computerprogramm erstellt ein Muster aller Unregelmäßigkeiten, das schließlich eine synoptische Diagnose ergibt. Voraussetzung ist allerdings, daß das Computerprogramm für diese Aufgabe richtig erstellt wurde.

Alt oder neu?

Zum Schluß stellt sich die Frage, ob die neuen Essenzen und die andersartigen Verordnungstechniken eine wertvolle Bereicherung unserer Heilungsmöglichkeiten oder nur eine wenig hilfreiche Abweichung sind; sie kann nicht durch Argumente, sondern nur durch Erfahrung entschieden werden. Aus meiner persönlichen Erfahrung heraus kann ich sagen, daß alle von mir genutzten Mittel auch gewirkt haben, und daß ich alle sich mir bietenden Gelegenheiten begrüße, Neues auszuprobieren, mit anderen zu arbeiten und dazuzulernen. Ihre Existenz beschwört für die, die sich damit befassen wollen, Komplikationen herauf. Jeder, der es sich einfach machen möchte, sollte es auf sich beruhen lassen.

In den folgenden Kapiteln vergleiche ich verschiedene neue Essenzen mit den entsprechenden Bach-Heilmitteln bis ins Detail. Dabei soll weder einer Gruppe der Vorzug gegeben werden, noch soll behauptet werden, daß eine Essenz eine andere vollkommen ersetzen kann. Meine Absicht ist lediglich, die Ähnlichkeiten und die Unterschiede klar darzustellen, so daß wir einen Überblick darüber gewinnen, wann ein bestimmtes Heilmittel oder eine Gruppe besonders hilfreich sein kann. Abgesehen von den tatsächlichen Vorzügen der Heilmittel sind in jedem Fall die Beschreibungen äußerst wertvolle Hilfsmittel, um unser analytisches Denken auf die Natur der Probleme, mit denen wir es zu tun haben, zu konzentrieren. Vergleicht man die verschiedenen Beschreibungen ein und desselben Heilmittels und die verschiedener, aber verwandter Mittel, so wird das unser Wahrnehmungsvermögen gegenüber dem Befinden des Patienten schärfen.

Im Zusammenhang mit den Heilmitteln bespreche ich verschiedene Diagnoseformen und zusätzliche, als besonders geeignet erwähnte Behandlungen. Ich äußere dazu keine Meinung, weil die Leute, die die Informationen erarbeitet haben, weit besser als ich darüber Bescheid wissen. Es ist unvermeidlich, daß uns – als eigenständige Persönlichkeiten – einige der Heilmittel und deren Heilungsvorstellungen mehr ansprechen als andere: Diese sollte man dann benutzen.

Ich habe die Heilmittel ungefähr in chronologischer Folge ihres Erscheinens zusammengefaßt und, für die bessere Übersicht, die großen Gruppen getrennt, die kleinen gemeinsam behandelt. Obwohl einige Gruppen zum gegenwärtigen Zeitpunkt bekannter und populärer als andere sind, wäre es vermessen, irgendeine als »bedeutender« darzustellen: Alle sind einmal entdeckt und aus einem bestimmten Grund bekannt gemacht worden, und nur die Zeit wird erweisen, welche die nachhaltigeren Bereicherungen sind.

Einige der bereits besser eingeführten Essenzgruppen sind fast überall in Spezialgeschäften erhältlich, andere werden am besten direkt vom Hersteller bezogen (nähere Angaben kann man dem Informationsteil auf den Seiten 177ff. entnehmen).

6. Die Kalifornischen Blütenessenzen und die Seven Herbs

Herkunft

Die Kalifornischen Blütenessenzen werden von Richard Katz und Patricia Kaminsky hergestellt, sie wurden im wesentlichen von ihnen entwickelt. Beide leiten jetzt die »Flower Essence Society« (FES) in Nevada City. Wie sie selbst schreiben, begann ihre Erfahrung mit Blüten-Heilmitteln durch langjähriges Arbeiten mit den Bach-Heilmitteln. Sie fühlten sich aber dann »berufen«, die therapeutischen Fähigkeiten von amerikanischen Wildpflanzen zu prüfen. Die ersten wenigen Essenzen kamen in den späten 1970er Jahren heraus, und zunehmendes Interesse und Erfolg führten zur Gründung der Flower Essence Society.

Die Heilmittel werden in zwei Hauptkategorien eingeteilt: Den professionellen Satz mit 72 Heilmitteln und die über 200 »Forschungs«-Essenzen. Von den professionellen Essenzen nimmt man an, daß sie ausführlich genug beschrieben und verstanden sind, so daß sie nach Analyse des Falles durch ein Gespräch wie die Bach-Heilmittel zuverlässig verordnet werden können. Unter Forschungs-Essenzen ordnet man diejenigen ein, die sich zwar durchaus als heilkräftig erwiesen haben, die aber weniger ausführlich beschrieben sind und deshalb weiterhin beurteilt werden müssen. Deshalb empfiehlt man sie als mehr geeignet für den Gebrauch durch Spezialisten, die Methoden wie etwa das Pendeln, den Muskeltest oder einfach Intuition verwenden. Informationen von diesen Arbeitsweisen und anderen Untersuchungsarten werden im Hinblick darauf ausgewertet, die Charakteristika dieser Heilmittel auf den gleichen Stand wie die im professionellen Satz zu bringen. 24 dieser Forschungsessenzen, deren Aufklärung schon weiter fortgeschritten ist, sind im Repertoire der »Flower Essence Society« enthalten und werden der Aufmerksamkeit von Behandlern besonders empfohlen, um so bald wie möglich ein abschließendes Bild von ihnen zu erreichen.

Channelling

Die andere Hauptquelle für Informationen über diese Heilmittel ist das sogenannte »Channelling« – der direkte Empfang von Informationen von geistigen Führern über einen »Channel« oder ein Medium in Trance. Es ist eine unnötige Feststellung, daß diese Verfahren, wie auch verschiedene Aspekte der kalifornischen Heilmittel, etwas umstritten sind, obwohl es im Prinzip keinen Grund dafür gibt, dies unverständlicher zu finden als die Art und Weise, wie Dr. Bach seine Entdeckungen gemacht hat.

Die gechannelten Informationen sind in dem Buch »Flower Essences and Vibrational Healing« (Blütenessenzen und Schwingungsheilung) von Gurudas eingehend beschrieben. Dort werden 112 Essenzen (der professionelle Satz und weitere 40) ausführlich dargestellt, wobei das Material von Kevin Ryerson und John Fox zusammengefaßt wurde. Ihre geistigen Führer werden »John« genannt, der allgemein anerkannte Apostel des Evangeliums (Johannes), und »Hilarion«, von dem behauptet wird, daß er der Menschheit mehrere Jahrtausende lang mit technischen Informationen verschiedenster Art geholfen hat. Sowohl diese Informationen als auch die bloße Existenz dieser Heilmittel scheint für viele Leute im Widerspruch zu dem Anspruch der Einmaligkeit der Bach-Heilmittel zu stehen. Antworten auf diesen Einwand werden von verschiedenen Richtungen angeboten (und werden bei der Rechtfertigung für die meisten der »neuen« Heilmittel wiederholt). Soweit Katz und Kaminski daran beteiligt sind, erscheint die Tatsache, daß sie das aufrichtige Bedürfnis fühlten, Dr. Bachs Werk fortzuführen, das Durchbrechen seines Verbots zu rechtfertigen. Gurudas geht jedoch weit darüber hinaus.

Nach »John« war Dr. Bach keineswegs der erste Entdecker der Blüten-Heilmittel. Er war aber *in neuerer Zeit der Wiederentdecker* von Kenntnissen, die in der antiken Welt selbstverständlich waren, dann aber in Vergessenheit gerieten. »John« beschreibt zwei antike Zivilisationen, Lemuria und Atlantis. Die Lemurianer lebten zu einer Zeit, in der die Beziehung zwischen Materie und reiner Energie noch ziemlich fließend war. Des weiteren weist »John« darauf hin, daß ihr Gartenbau ausschließlich vom Geist beherrscht war und daß sie Pflanzen für ganz spezifische Zwecke planten und züchteten, die auch der weiteren Entwicklung der Menschheit dienten. Die spätere Zivilisation von Atlantis war mehr an der Technologie interessiert und brachte wundervolle Maschinen hervor. Weil sie diesen Weg einschlug, verlor sie aber die Fähigkeit, die Materie direkt durch ihre eigene geistige Kraft zu beeinflussen. Die in voller Harmonie mit ihrer Umwelt lebenden Lemurianer kannten keine Krankheiten, und der Schwerpunkt ihrer Arbeit mit Pflanzen bezog sich auf eine positive Entwicklung. Die Atlantianer, der Natur entfremdet, kamen mit Krankheiten im heutigen Sinn in Berührung. Ihr Arbeiten mit Blüten- und Pflanzenessenzen befaßte sich mit der Entwicklung einer Heilungstechnologie, die sich schrittweise vom spirituellen Ansatz der Lemurianer entfernte und sich mehr mechanistisch und materialistisch Begründetem zuwandte, ähnlich der modernen allopathischen Medizin. Der gegenwärtige Trend weg von dieser Art der Anschauung, zurück zu etwas mehr Harmonie mit den natürlichen Lebenskräften, kann man als eine Umkehr der Entwicklung von den Lemurianern zu den Atlantianern betrachten.

Die Information durch »John« über die verschiedenen Heilmittel enthält viele Facetten ihrer Geschichte und ihrer Anwendung. Neben emotionalen und mentalen Zuständen beziehen sie sich auf spezifische Aspekte der körperlichen Anatomie und Physiologie, auf die feinstoffliche Anatomie (meridiane Systeme und Chakras) und das Verhältnis zwischen dem physischen und dem feinstofflichen (astralen, ätherischen) Körper, auf astrologische und karmische Einflüsse, auf Pflanzen, Mineralien und andere heilende Einflüsse sowie auf die Geschichte ihrer Entwicklung und Anwendung in Lemuria und Atlantis. Diese verwirrende Fülle von Informationen ist in einer Reihe von nützlichen Verweisungstabellen zusammengefaßt und wird durch eine ausführliche Bibliographie über alle angesprochenen Gebiete ergänzt.

Die Verordnung der Kalifornischen Essenzen

Angesichts der großen Anzahl von Heilmitteln und der Komplexität ihrer Charakteristika ist es nicht verwunderlich, daß eine Reihe von verschiedenen Verordnungsarten für diese Essenzen verwendet wird. Kinesiologie, Auspendeln und intuitive Methoden werden oft eingesetzt; es ist aber für einen Kenner der Heilmittel ebensogut möglich, in der traditionellen Weise zu verordnen, nämlich auf Grund eines Interviews. Das FES-Verzeichnis ist dafür unschätzbar, weil man damit einen Fall schnell auf eine Handvoll Heilmittel für eine nähere Prüfung eingrenzen kann.

Die Essenzen

In einem verallgemeinernden Schema können die Kalifornischen Essenzen vielleicht als Brücke zwischen zwei Gruppen von Heilmitteln eingeordnet werden. Einerseits die Bach- und die Australian-Bush-Heilmittel, die sich sehr auf das tatsächliche Leben gründen, und andererseits solche wie etwa die Alaskischen und die Himalaja-Essenzen, die nach »Höherem« streben oder wenigstens nach mehr esoterischen Dingen. Die Verordnungen berühren beide Gebiete und die Verbindungen zwischen ihnen und überlassen es dem jeweiligen Verordner, welches der beiden er betont oder ob er versucht, zu einer vollen Synthese zu kommen. Selbst für diejenigen, die diese Heilmittel selten oder gar nicht verordnen, eröffnet ein Studium der Literatur einen viel weiteren Überblick über die Wirkungen der Heilmittel und die Breite ihrer Anwendungen.

Eine Reihe von Themen kommt bei verschiedenen Heilmitteln in Abwandlung immer wieder vor.

Auf der emotionalen Ebene sind dies die Hauptthemen:

Sexualität: Viele Essenzen beziehen sich auf bestimmte Aspekte von Sex und Intimität.

Soziale Integration: Wie stellen wir in einer Gruppe eine Beziehung zu Leuten her, ohne vertraulich zu werden.

Arbeit: Motivation, Fleiß, Verhältnis zum Erfolg usw.

Das Leben: Verhältnis zwischen dem materiellen Leben und der spirituellen Welt: Körper, Verstand und Geist.

Wachstum: Heranwachsen und Altern, Kind/Eltern, Sterben.

Selbstverständlich sind diese Bereiche nicht vollständig voneinander getrennt, sondern überlappen sich in gewissem Umfang. Es gibt auch einige, hauptsächlich von »John« beschriebene, die sich insbesonders auf verschiedene Aspekte der körperlichen Gesundheit konzentrieren und keine ausgeprägte emotionale Bedeutung haben.

Es ist nicht die Absicht dieses kleinen Buches, alle Essenzen aufzulisten oder sie etwa ausführlich zu diskutieren. Es gibt auch keinen Grund, die Arbeiten anderer zu kopieren. Ich habe deshalb nur eine repräsentative Auswahl der gebräuchlicheren, hauptsächlich aus dem professionellen Satz, aufgenommen und eine detaillierte Diskussion auf diejenigen beschränkt, die aus sich selbst oder in Beziehung zu anderen Gruppen ein besonderes Interesse erwecken. Für weitere Informationen verweise ich auf die Originalquellen und die Autoren. Für die erwähnten, aber nicht vollständig beschriebenen Heilmittel werden Schlüsselmerkmale genannt, um ihren Hauptbereich anzugeben und bei der Auswahl solcher zu helfen, die von etwaigem Interesse sind. Ich würde empfehlen, daß die mit einem Stern* markierten Essenzen *nicht* leichtfertig sich selbst verordnet werden. Ihr emotionales Bild ist nicht klar, und eine feinere Diagnose durch Kinesiologie oder anderes ist wahrscheinlich der sicherste und zuverlässigste Weg.

Ich bin dem FES-Repertoire insofern gefolgt, als jeweils zuerst das positive Symptom genannt wird. Obwohl alle Blütenessenzen an positiven Merkmalen beteiligt sind, betonen die Beschreibungen der Bach-Heilmittel (und die Australian-Bush-Heilmittel) sehr stark den zu überwindenden negativen Zustand, während die kalifornischen Essenzen von Anfang an zu einer Betonung der positiven Aspekte tendieren, vor allem bei denen, deren Bild sich mehr auf spirituelle Dimensionen bezieht.

Almond, Prunus amygdalis, Mandelbaum*

Positiv: Normales Wachstum, Bejahung der Entwicklung
Negativ: Gehemmtes Wachstum, Angst vor dem Altern

Aloe vera, Aloe[1]

Positiv: Gleichgewicht der kreativen Kräfte
Negativ: Ausgebranntsein

Dies ist ein starkes körperliches Heilmittel. Der rohe Saft von Aloe vera wird vielfach als eine sehr wirkungsvolle heilende Kraft bei allen möglichen Zuständen, von Hautleiden über Magengeschwüre bis hin zum Krebs angesehen. Üblicherweise betrifft es die fehlende Erholung von einem traumatischen Streß, der die Verbindung zwischen dem physischen Körper und der gestaltenden Kraft des Energiekörpers zerstört hat (siehe S. 76). Daraus folgt ein chronisches Mißlingen einer Heilung des physischen Körpers und ebenso des emotionalen Zustands. Dies wiederum führt dazu, daß der Betreffende aufgibt und sich der.Krankheit ausliefert. Die Schwächung dieser Bindung ist der Grund dafür, daß wir mit dem Älterwerden empfänglicher für die Schrecken und Verwirrungen durch Krankheiten werden, die früher – ohne jegliche Spur – ausgeheilt sind, oder durch Krankheiten, die auf einem unkontrollierten Wachstum beruhen, wie etwa Krebs. Wenn das emotionale Bild und die körperlichen Symptome zusammentreffen, sollte man gegen beide etwas unternehmen.

Alpine Lily, Lilium parvum, Kleine Gebirgslilie[1]

Alpine Lily ist ein spezifisch »weibliches« Heilmittel, das das positive und negative Verhalten gegenüber dem eigenen Körper und der Sexualität betrifft.

Amaranthus, Amaranthus hypochondriacus*

Wie Aloe vera ist dies ein Heilmittel gegen die extremen Folgen von andauerndem geistigem oder körperlichem Streß. Es ist möglicherweise unter besonderen Umständen von Nutzen, wie etwa bei AIDS und bei Schizophrenie.

---

[1] Bei den mit einer hochgestellten Eins gekennzeichneten Pflanzen ist in vielen Fällen nur der Gattungsname aufgeführt, weil die jeweilige Art in Europa – außer in botanischen Gärten – nicht vorkommt. Für eine nähere Beschäftigung mit den Pflanzen halten Sie sich am besten an die lateinischen Namen.

Angelica, Angelica archangelica, Engelwurz*

Ein weiteres »extremes« Heilmittel, vorzugsweise für das Nerven-system, das bei einer trägen Reaktion mit einer Tendenz zu Autis-mus oder Schizophrenie angezeigt ist: fehlende Integration sowohl die äußeren Einflüsse als auch das Körperliche betreffend – folg-lich physiologische Zerstörung der Nerven.

Angel's Trumpet, Datura spec., Trompetenbaum

Positiv: Bejahung der Veränderung
Negativ: Angst vor dem Tod

Der poetische volkstümliche Name (von der charakteristischen Form seiner Blüten) paßt wunderbar zu der Verwendung dieses Heilmittels. Die Fähigkeit, dem Tod gelassen (im Gegensatz zu verzweifelt) ins Auge zu sehen, ist vielleicht eine der wichtigsten Gaben, um die wir bitten können. (Gegen einen akuten Schreckenszustand angesichts des Todes kann auch Aconite in ei-ner homöopathischen Potenz helfen.) Die Beschäftigung mit dem Tod ist eine der dringendsten Notwendigkeiten der heutigen Zeit (wenn wir vielleicht gelernt haben, über Sex und Geburt etwas kla-rer zu denken, könnte dies möglich werden). Bis dahin kann ein solches Heilmittel denen, die noch keinen befriedigenden Stand-punkt gefunden haben, zu einer völlig anderen Einstellung zu die-ser bedeutendsten Veränderung im Leben verhelfen.

Apricot, Prunus armeniaca, Aprikose*

Ein weiteres mildes Heilmittel für die körperlichen Anzeichen dafür, daß man sich mit inneren Konflikten nicht abfinden kann.

Arnica, Arnica montana, Arnika

Positiv: Integration, mit den Füßen auf dem Boden stehen
Negativ: »Außer sich sein« durch Schock

Die Wirkung von Arnica als Blütenessenz ist identisch mit den gei-stigen Eigenschaften der homöopathischen Potenz.

Avocado, Persea americana*

Positiv: Offenheit, Klarheit des Gefühls
Negativ: Verwirrung des Gefühls, Kontaktarmut

Baby Blue Eyes, Nemophilia menziesii, Hellblaue Hainblume* [1]

Positiv: Vertrauen, Arglosigkeit
Negativ: Unsicherheit, Abwehr

Banana, Musa paradisiaca, Banane [1]

Positiv: Ausgeglichenheit
Negativ: Unausgeglichenheit zwischen Verstand und Gefühl – Yin und Yang

Banana bezieht sich insbesonders auf das Gleichgewicht zwischen den beiden Seiten des Geistes und auch auf verschiedene chemisch-mineralische Ungleichgewichte. In bezug auf die männliche Sexualität wird es als hilfreich für ein ausgewogenes Verhalten zu Frauen angesehen.

Basil, Ocimum basilicum, Basilikum

Positiv: Integration von Sexuellem und Geistigem
Negativ: Gegensatz von Sexuellem und Geistigem

Viele der modernen Heilmittel zielen direkt und ausdrücklich auf eine sexuelle Heilung. Man könnte sich vorstellen, daß der Charakter dieses Heilmittels zu den allgemeinen Wirkungen von Bach Crab Apple zählt; es gibt aber gute Gründe für einen gezielten Ansatz.

In der Unfähigkeit, sexuellen Drang mit Liebesbeziehungen in Einklang zu bringen oder sich bewußt zu machen, was Sex über die körperliche Befriedigung hinaus bedeutet, liegt die Wurzel vieler Übel. Das Überhandnehmen von Pornographie, Prostitution, Vergewaltigung und Mißbrauch von Kindern ist ein Anzeichen dafür, daß die Welt voller »verlorener Seelen« ist, mit sich und anderen entzweit. George Orwell beschreibt in seinem Buch »1984«, einer Satire über das Leben nach dem Zweiten Weltkrieg, den Gebrauch dieser Art von Entfremdung als bewußt eingesetztes Werkzeug der sozialen Kontrolle. Man kann vielen Regierungen der heutigen Zeit keine derartig bewußten Absichten unterstellen. Aber es ist unbestritten, daß unsere Gesellschaft, unabhängig von der offiziell herrschenden Meinung, Sex mehr als eine Angelegenheit zwischen den Körpern sieht und weniger als liebevollen Austausch der in diesen Körpern wohnenden Seelen. Die Nutzlosigkeit der geltenden Moral und der Rechtsmittel sowie die ihnen zugrundeliegende Heuchelei sind offensichtlich. Enthaltsamkeit predigen, Luxus begrenzen, Altersgrenzen erlassen und Leute einsperren, während man die Lust als fast ausschließliches Mittel für die Verkaufsförderung benützt, ist kein Ersatz für das Erkennen und Heilungsversuche dieser Verirrungen.

Während ich dies schreibe, enthält jede Zeitung Berichte über Skandale und Verbrechen aus allen Gesellschaftsschichten, was die Notwendigkeit für einen Gesinnungswandel zeigt. Ein weitverbreiteter Gebrauch dieser Essenz könnte ihn beschleunigen (siehe auch Sticky Monkeyflower).

Bells of Ireland, Malluccella laevis

Dies ist eine weitere »körperliche« Essenz, die die Fähigkeit zur Heilung und Regeneration von Geweben beeinflußt, und mit anderen heilenden Energien reagiert.

Blackberry, Rubus villosus, Brombeere

Positiv: Entscheidung, konkrete Tätigkeit
Negativ: Unklarheit

Blackberry ist eine Essenz für die *Tatkraft*. Manche Leute haben ihre Träume nur im Kopf, andere träumen im wachen Zustand und setzen sie in die Wirklichkeit um. Sind sie einer von der ersten Kategorie? Wollen Sie einer der zweiten Kategorie werden? Dann sofort Blackberry!

Black-eyed Susan, Rudbeckia hirta, Rauhhaariger Sonnenhut*

Positiv: Volles Bewußtsein
Negativ: Verdrängung und Meidung der »dunklen Seiten« seines
    Selbst

Bleeding Heart, Dicentra formosa, Schöne Herzblume

Positiv: Bedingungslose Liebe
Negativ: Auf Angst und Abhängigkeit beruhende Beziehungen

Das Aussehen der herzförmigen Blüten hat stets die Aufmerksamkeit für diese Pflanzengruppe erweckt. Dicentra formosa ist eine kleine rosablühende Form und nicht das »tränende Herz« unserer Gärten, nämlich Dicentra spectabilis, eine höhere und großblütigere Pflanze mit einem Spritzer von Blutrot. Sie ist höchst wirksam bei zerbrochenen Beziehungen, nicht nur bei beendeten Liebesaffairen, sondern auch bei anderen schmerzlichen Verlusten wie etwa weggezogenen Freunden oder entfremdeten Familienmitgliedern. Als offensichtlich emotionales Heilmittel können die meisten seiner Eigenschaften unter Rubriken von Bach eingeordnet werden. Man könnte mit Walnut, Honeysuckle und vielleicht Chicory anfangen, andere müßten individuell erarbeitet werden. Diese Essenz schließt jedoch die Schlüsselidee für Selbstfindung ein, so daß wir auch dann, wenn wir eine Person vermissen oder ihr nachtrauern, unser Gleichgewicht dadurch nicht verlieren.

Borage, Borago officinalis, Borretsch

Positiv: Optimismus, Mut
Negativ: Fehlende Zuversicht

Die Wirkung dieser Essenz ist der anregenden von Borretsch als Gewürz sehr ähnlich. Sie überschneidet sich ganz klar mit einer Anzahl von Bach-Heilmitteln, so etwa mit Oak, Elm und Sweet Chestnut, abhängig vom Verwandtschaftsgrad.

Bottlebrush, Callistemon viminalis

Hier handelt es sich nicht um die Pflanze gleichen Namens, die in den Australian-Bush-Essenzen verwendet wird, aber sie ist nah verwandt mit ihr. Sie ist ein Heilmittel gegen Überanstrengung: Durch zuviel körperliche Bewegung verursachte Muskel-Überanstrengung (siehe auch homöopathisch bei Arnica), aber auch gegen Streß durch Überarbeitung. Gurudas verwendet es auch für Pflanzen und Tiere; auf den Menschen bezogen könnte es in Situationen von gesellschaftlichen ebenso wie von individuellen Spannungen nützlich sein.

Buttercup, Ranunculus occidentalis, Westlicher Hahnenfuß [1]

Positiv: Selbstachtung
Negativ: Geringes Selbstwertgefühl

Buttercup befaßt sich mit dem Sinn der Würde, die nicht von der Ansicht anderer Leute oder von jemandes Position in der Gesellschaft abhängt. Das böse Genie oder der böse Millionär und der glückliche Arme oder Dummkopf sind eben nicht nur Klischees aus Kindergeschichten, sondern übliche Charaktere im Leben. Warum sind so viele reiche und »erfolgreiche« Menschen so unglücklich? Es sind die Menschen, die die ganze Welt gewonnen, dabei ihre Seele verloren und nichts profitiert haben. Ebenso gibt es viele Menschen, die keinen materiellen Erfolg haben, weil sie einfach davon überzeugt sind, eines solchen nicht würdig zu sein. Buttercup zeigt deutlich, daß der oberflächliche Erfolg oder die Position nur eben Teile des vorüberziehenden Lebenswegs sind und daß das, was zählt, das Verhältnis des Reisenden zu sich selbst und zu seiner Reise ist.

Calendula, Calendula officinalis, Garten-Ringelblume

Positiv: Wärme
Negativ: Fehlende Aufnahmefähigkeit, Schärfe

Calendula, die Topf-Ringelblume, ist in der Kräuter- und homöopathischen Medizin als Heilmittel gegen Verwundungen wohlbekannt. Die Blütenessenz heilt geistige Wunden, die durch eine scharfe Zunge entstanden sind. Zu viele Menschen verstecken ihr »goldenes Herz« hinter einer schroffen und spöttischen Art, die andere verletzt. Sie tun sich damit keinen Gefallen, weil dieses Verhalten auf der Angst beruht, daß die eigene Freundlichkeit auf verletzende Ablehnung stoßen könnte. Calendula hilft uns, das Wagnis einzugehen nett zu sein.

California Poppy, Eschscholtzia californica, Kalifornischer Kappenmohn [1]

Positiv: Unterscheidung
Negativ: Verwirrt durch »Narrengold«

Das Kennzeichen von Eschscholtzia ist seine Farbe, das kräftigste Gold im ganzen Pflanzenreich. Licht kann uns entweder helfen, klar zu sehen, oder aber es blendet uns. Eschscholtzia ist ein Heilmittel für diejenigen, die nur dann glauben, etwas zu sehen, wenn sie vom Glanz geblendet sind. Dies kann passieren, wenn man auf der Suche nach der Wahrheit durch Verwicklung in Drogen, Kulte und Gurus in eine Sackgasse geraten ist oder wenn man sein Leben lang durch den materiellen Glanz der »High-Society« verwirrt wurde. In beiden Fällen soll die Essenz das Gleichgewicht gegenüber dem Sinn für Werte wiederherstellen.

California Wild Rose, Rosa californica, Kalifornische Heckenrose [1]

Positiv: Aufmerksamkeit, Anteilnahme
Negativ: Apathie

Die Bach Wild Rose ist ebenfalls durch Apathie charakterisiert, wird aber üblicherweise als Zustand angesehen, der eher für den Betroffenen als für jemand anderen betrüblich ist. In der California-Essenz wird die im wesentlichen negative und destruktive Eigenschaft der Apathie klar dargestellt: Apathie ist das Fehlen von Liebe und ist deshalb grundsätzlich lebensfeindlich. Wenn man liebt und sich sorgt, kann man nicht apathisch sein, die beiden Gefühle sind gegensätzlich. »Um das Böse triumphieren zu lassen, ist es nur erforderlich, daß die guten Menschen nichts tun.« Dies wirft aber die Frage auf: Wie kann jemand gut genannt werden, wenn er nichts tut? Deshalb hilft Wild Rose (beide Formen), Verantwortung für uns selbst und für die Welt, in der wir leben, zu übernehmen – vorausgesetzt, wir überwinden die Apathie so weit, daß wir es einnehmen.

Camphor, Cinnamomum camphora, Kampfer

Kampfer, wie er in Mottenkugeln usw. und in der allopathischen Medizin verwendet wird, gilt bei den Homöopathen üblicherweise als Gefahr: Er inaktiviert die Heilmittel in der Flasche und wirkt als deren Gegenmittel im Patienten. Der Blütenessenz wird nachgesagt, diese Wirkung (und die von Kaffee, dem anderen homöopathischen »schwarzen Übel«) in gewissem Umfang zu neutralisieren und den Organismus von anderen Verunreinigungen frei zu machen, damit andere Heilmittel besser wirken können.

Chamomile, Anthemis cotula, Stinkende Hundskamille

Positiv: Heiterkeit
Negativ: Unzufriedenheit

Chamomile ist in homöopathischer Form eines der wesentlichen Kinderheilmittel gegen Zahnschmerzen, Koliken und damit verbundener schlechter Laune und Jammern. Die Blütenessenz spricht in einer tiefergreifenden, zarteren Art das gleiche Bild an. Das Chamomile-Kind schreit nach etwas, und wirft es weg, wenn man es ihm gibt, nichts gefällt ihm. Wie oft erstreben oder ersehnen wir als Erwachsene einen Besitz, eine Erfüllung, um dann herauszufinden, daß es uns nicht befriedigt, so daß wir wie das kleine Kind enden, enttäuscht und frustiert? Die Chamomile-Essenz kann uns vielleicht dabei helfen, zu lernen, nur nach etwas von Wert zu suchen und das zu würdigen, was wir haben.

Chaparral, Larrea spec., Kreosotenbusch [1]

Positiv: Ausgeglichenes Bewußtsein
Negativ: Innere Unruhe

Das größte Problem des modernen Stadtlebens ist die hochgradige Reizüberflutung der Nerven. Ganz einfach gesagt, Verkehr, Lärm und anderes ist viel zuviel und führt zu allen Arten von Funktionsstörungen. Selbstverständlich tragen wir selbst in erheblichem Umfang zur Verschlechterung bei, indem wir sensationelle Fantasiegeschichten in Film und Fernsehen anschauen und Zeitungen voll von düsteren Schilderungen und bizarren Ereignissen lesen. Das Ergebnis ist, daß wir das sprichwörtliche »Gedächtnis wie ein Abfallhaufen« bekommen. Programmierer von Computern benützen den Spruch »Abfall hinein – Abfall hinaus«. Das menschliche Gehirn leidet aber viel mehr als ein Computer unter der übermäßigen Zufuhr von Abfall, weil es nicht in der Lage ist, nutzlose Informationen wieder zu löschen. Man sollte also sehr sorgfältig überlegen, was man in sein Gedächtnis aufnimmt. Obwohl es unrealistisch ist anzunehmen, daß man den Zustrom sinnloser Informationen begrenzen oder gar abstellen kann, lohnt es sich, ein Heilmittel kennenzulernen, das wenigstens teilweise unsere Gedanken freier machen kann. Chaparal sieht zwar so aus, als wenn es auf den gleichen Bereich wie eine Mischung aus White Chestnut mit Crab Apple wirkt. Der große Unterschied ist aber der, daß ein Großteil der Schwierigkeiten bei White Chestnut von innen kommt, während sich Chaparal ganz auf die von außen kommende Überschwemmung mit Eindrücken bezieht. Es ist besonders für Kinder geeignet, deren Gedanken durch viele und ungeeignete Unterhaltungen so verwirrt sind, daß sie nicht mehr schlafen und das Interesse an der Realität zu verlieren scheinen. Es ist aber auch für Erwachsene gut, die sich des sie belastenden Schunds bewußt sind und sich von ihm befreien wollen.

Comfrey, Symphytum officinale, Beinwell

Comfrey ist seit altersher als Kraut für verheilende Knochen berühmt und zwar als so stark, daß man es nicht nehmen darf, bevor der Knochen eingerichtet ist, weil er sonst schief zusammenheilt.

In der Homöopathie wird es für das gleiche angewendet, es ist auch bei Augenverletzungen geeignet. Als Blütenessenz soll es hauptsächlich auf das Nervensystem wirken, um neue Wege für ein Wachstum zu ermöglichen, wenn z.b. Hirngewebe beschädigt wurde.

Cotton, Gossypium arboreum, Baumwolle

Von der handelsüblichen Baumwolle stammen die feinsten natürlichen, dem Menschen bekannten Fasern und gleichzeitig eine Essenz, die einen starken Bezug zum Haar hat. Abgesehen von der Eitelkeit, ist der Zustand des eigenen Haares ein wichtiger Anzeiger für den Gesundheitszustand im allgemeinen sowie für innerliche Probleme, die sich in einem Verlust oder schlechter Beschaffenheit der Haare äußern; beides soll im Bereich dieser Essenz liegen.

Dandelion, Taraxacum officinale, Löwenzahn

Positiv: Entspannte Energie
Negativ: Spannung, Getriebensein

Dandelion ist in anderer Form ein gutes Abführmittel und deshalb ist es leicht einzusehen, daß es in einer verfeinerten Form in ähnlicher Weise auf den Geist wirkt. Seine Wirkung ist sehr ähnlich der von Vervain aus der Bach-Serie.

Deer Brush, Ceanothus integerrimus (weiß), Säckelblume[1]

Positiv: Zielstrebigkeit
Negativ: Mangelnde Kenntnis über unbewußte Beweggründe

Dill, Anethum graveolens, Dill

Positiv: Volle Fähigkeit, Lebenserfahrung zu nutzen
Negativ: Reizbarkeit, Überempfindlichkeit

Dieses Heilmittel steht in engem Zusammenhang mit der Wirkung von Chaparal (siehe oben). Während Chaparal vorzugsweise eine Befreiung und Vermeidung von Beschädigung zu bewirken scheint, geht Dill einen Schritt weiter, indem es eine breite Sinneswahrnehmung einschließt und diese für die Entwicklung des Selbst nutzt.

Dogwood, Cornus nuttallii, Nuttalls Blüten-Hartriegel [1]

Positiv: Körperliche Harmonie
Negativ: Ungeschicklichkeit, körperliche Befangenheit

Cornus nuttallii ist bei weitem das schönste Mitglied der sehr attraktiven Cornus-Familie, so daß es die angemessene Essenz für Entspannung und Grazie ist. Mißachtung in der Kindheit erzeugt Selbsthaß sogar bis zum Zustand der Selbstverstümmelung, so daß sich der Betroffene nie in seinem Körper wirklich heimisch fühlt, was katastrophale Folgen für das ganze Leben haben kann. In weniger extremen Fällen ist es eine wichtige Essenz für Heranwachsende in der Phase des »häßlichen Entleins« und wenn sie in dieser Zeit mit den körperlichen und emotionalen Veränderungen zurechtkommen müssen.

Evening Primrose, Oenothera hookeri, Nachtkerze

Positiv: Herzlichkeit, Bindung (Verpflichtung)
Negativ: Hemmung, fehlende Bindung

Die Fähigkeit, eine enge und verpflichtende Bindung mit einem anderen Menschen einzugehen, ist für die meisten Leute entscheidend für ihr Glück, was jedoch viele nie zustande bringen. Bei ihnen entwickelt sich eine hoffungsvolle Beziehung bis zu einem Punkt, an dem sich ihre Erwartungen nicht erfüllen. Dieses Problem wiederholt sich üblicherweise und mündet oft in die folgende Meinung: »Weil ich schon früher verletzt / im Stich gelassen / enttäuscht wurde, möchte ich mich erst binden, wenn ich in diesem Fall ganz sicher bin. Wenn es nämlich schiefgeht, möchte ich nicht das Gefühl eines großen Verlustes haben. Wenn ich sehe, daß etwas falsch läuft, kann ich selbst als erster etwas dagegen tun und weggehen: So habe ich wenigstens das Gefühl, die Kontrolle darüber zu haben.« Ob man nun vielfache Beziehungen eingeht (um eine Rückzugsmöglichkeit zu haben, wenn eine schiefgeht) oder ob einen die Enttäuschung und schließlich Wut des noch so geduldigen Partners kaltläßt, ist wirklich unerheblich. Das Ergebnis ist immer das gleiche. Die Voraussage bestätigt sich selbst, ein weiteres Versagen reiht sich an und der Zyklus setzt sich fort und verstärkt sich. Wer sich darüber im klaren ist, in dieser Falle gefangen zu sein, braucht eine ganze Menge bewußter Arbeit an sich selbst und könnte auch die Hilfe eines erfahrenen Therapeuten brauchen. Die Essenz kann jedoch sicher eine wirkungsvolle Hilfe bei der angestrebten Änderung der Zukunftsperspektive sein.

Fairy Lantern, Calochortus albus, Weiße Mormonentulpe [1]

Positiv: Übernahme von Elternpflichten
Negativ: Das ewige Kind

Manche Menschen sollte man ermutigen, in gewisser Weise kindlich zu sein, und andere brauchen viel Hilfe, um erwachsen zu werden. Die größte Verantwortung für alle Eltern ist, dafür zu sorgen, daß ihre Kinder erwachsen werden. Für einen gesunden Menschen ist das kein Problem, sondern eine große Freude, aber Eltern, die selbst geschädigt sind oder in irgendeiner Weise versagt haben, werden wahrscheinlich den Sinn, Kinder zu haben, vollkommen mißverstehen. In gleicher Weise, wie viele Menschen die Heirat mehr als ein Ende und nicht als einen Anfang betrachten, denken viele Eltern eher in Begriffen wie »ein Baby haben«, um sich ein Bedürfnis zu erfüllen, als daran, daß sie ein Wesen in die Welt setzen, für dessen späteres Erwachsenwerden sie verantwortlich sind. Sie erleben die Macht, jemanden zu haben, der von ihnen abhängig ist und ärgern sich eher als daß sie sich freuen über die Entwicklung vom unselbständigen Kind zu einem unabhängigeren jungen Menschen.

Wenn das Kind gesund ist und Glück hat, wird es sich loslösen und »nur« unter der Schuld für dieses »undankbare«, in Wirklichkeit aber natürliche Verhalten leiden. Wenn es weniger Glück hat und weniger Selbstachtung besitzt, wird es erfahren, daß es nur dann Zuneigung und Lob erntet, wenn es im Zustand der hilfsbedürftigen Abhängigkeit verharrt und einfach nicht erwachsen werden will. Einige bleiben ihr ganzes Leben lang bei den Eltern und heiraten nicht, damit wird die unglückliche Prägung wenigstens nicht weitergegeben. Andere heiraten, werden aber weiterhin von den Eltern beherrscht und revanchieren sich unbewußt dadurch, daß sie ihren Partnern und ihren Kindern das gleiche Verhalten zumuten und damit diesen »Virus« weitergeben.

Von der Fairy-Lantern-Essenz wird berichtet, daß sie nicht nur für die eben beschriebenen Umstände geeignet ist, sondern auch für alle Zustände einer verzögerten körperlichen und emotionalen Entwicklung. Sie ist mit einigen Bach-Heilmitteln verwandt – Chicory und Centaury könnten für verschiedene Stadien gelten –, aber Fairy Lantern ist spezifisch für dieses weitverbreitete und schwer zu behandelnde Problem. Es unterstreicht eindringlich die Notwendigkeit für die Anwendung von Blütenessenzen, damit der Betreffende kein finsterer Sonderling bleibt, sondern voll und ganz in die Familienentwicklung einbezogen wird.

Golden Eardrops, Dicentra chrysantha, Goldgelbe Herzblume [1]

Positiv: Bewußtsein für die Vergangenheit und die Fähigkeit, sich damit abzufinden
Negativ: Leiden unter Ereignissen in der Vergangenheit, die in der Erinnerung verdrängt werden

Niemand hat gern Kummer oder erinnert sich gern an früheren Kummer. Weil es uns schwerfällt, Kummer zu vergessen, müssen wir uns sehr darum bemühen. Kummer, der uns von Menschen bereitet wird, die wir lieben und von denen wir umgekehrt das gleiche erwarten, schmerzt zweifach und es ist deshalb doppelt so schwer, ihn zu vergessen. Es ist aber trotzdem wichtig zu vergessen, weil ein fortbestehender Kummer die wünschenswerte allseitige Zuneigung auf unerträgliche Weise hemmt. Man kann in Wirklichkeit nicht vergessen – dazu würden wir, wie ich schon oben erwähnt habe, ein von der Firma IBM geplantes Gehirn mit der Taste »löschen« benötigen. Alles, was man tatsächlich tut, ist, den Kummer so tief wie möglich in seinem Inneren zu begraben und sich vorzumachen, er sei vergessen. Das ist ungefähr so, wie wenn wir allen unseren Giftmüll in einem tiefen Erdloch eingraben, Bäume darauf pflanzen und dann das Ganze einen Park nennen und vergessen würden, daß es in Wirklichkeit eine Mülldeponie ist. Das geht so lange gut, bis die Bäume braune Blätter bekommen und das Wasser eine eigenartige Farbe zeigt. Früher oder später muß man alles wieder ausgraben, nachschauen, was da ist und dann das tun, was man von Anfang an hätte tun sollen, alles vorschriftsmäßig, sicher und sorgfältig beseitigen. Wenn man bei diesem emotionalen Zustand angekommen ist, könnte einem Golden Eardrops helfen.

Golden Rod, Solidago canadensis, Kanadische Goldrute

Positiv: Kann Individualität bewahren.
Negativ: Starke Fremdbestimmung durch die Umgebung

Golden Yarrow, Achillea clytedata, Schafgarbe [1]

Positiv: Gute, unaufdringliche Selbstdarstellung
Negativ: Verlust des Selbst oder Schein-Verhärtung

Diese beiden wichtigen Essenzen stammen von Pflanzen, die im natürlichen System, wie auch von Namen und Aussehen her eng verwandt sind. Die Golden Yarrow ist besonders für Menschen mit einer künstlerischen oder feinfühligen Sensibilität geeignet, die sich im »normalen« Leben schwer zurechtfinden. Ihre Reaktionen neigen zu Gegensätzlichkeiten: Entweder ziehen sie sich in einen Violet-ähnlichen Zustand zurück, um die Berührung mit der rauhen Wirklichkeit zu vermeiden, oder sie setzen sich eine Maske auf und schlüpfen in eine gesellschaftliche Rolle, die ihrer inneren Natur widerspricht. Auch wenn dies eine wirksame Überlebensstrategie sein mag, so bringt es doch Schwierigkeiten bei engeren Beziehungen mit sich und bedeutet auch, daß der weiteren Umgebung eine mögliche günstige Beeinflussung verlorengeht. Golden Yarrow nimmt denen die Angst, die anderen Leuten ihre wahre Natur nicht zeigen wollen.

Im Falle von Golden-Rod besteht weniger die Gefahr, sein persönliches Wesen zu verbergen, als vielmehr es ganz zu verlieren. Der Golden Rod-Patient mag gut in die ideale Familie passen, wo man sich gegenseitig liebt und unterstützt und sich feinfühlig verhält. Man hat einen gesunden Sinn für das, was »man tut« oder »nicht tut«, eine ganze Reihe von unausgesprochenen (oder sogar stolz verkündeten) Geboten und Tabus, die man nicht verletzen darf, will man ein Mitglied dieser liebenswerten Gemeinschaft bleiben, usw. usf.

Nicht nur Familien funktionieren auf diese Weise, sondern auch Gesellschaftsgruppen und sogar ganze Staaten (allerdings keine kommunistischen). Es ist auffallend, daß gerade die Familien und Gruppen, die besonders ausgeprägt so funktionieren, am kritischsten gegen jedes Kind sind, das der »Masse« folgt, wenn es nicht die eigene Masse ist. Es sind aber gerade diese Kinder, die am wahrscheinlichsten in ein Schafherde-Verhalten geraten: Sie versuchen zwar, sich loszureißen und auf ihrer Individualität zu bestehen, aber sie sind durch ihre Abhängigkeit bereits so weit gelähmt, daß sie es gerade noch schaffen, sich einer anderen Gruppe anzuschließen. (Beiläufig sei erwähnt: Darum ist auch die Kultur der Straßenbanden mit ihren äußerst strengen und oft bizarren Regeln gerade in so starren und traditionellen Gesellschaften, wie z.B. in Japan, so verbreitet.) Was aber den Menschen von den Bienen und den Lemmingen unterscheidet, ist seine Fähigkeit zur Individualität – einer Gruppe anzugehören, aber trotzdem aufgrund des eigenen Gewissens und seiner Einsicht abseits oder sogar im Gegensatz zu ihr zu stehen. Wenn man sich das nicht bewußt macht, wird man entweder zu einer Art Faschist, oder leidet unter der Auseinandersetzung mit dem Problem.

Wie bei vielen Essenzen und bei allen Therapien ist auch bei diesen Heilmitteln die größte Schwierigkeit, den Leuten, die sie am meisten brauchen, ebendies klarzumachen. Der Therapeut muß sich immer mühsam an die Grenzen des Problems herantasten, denn die einzigen Leute, die sich der Behandlung bereitwillig unterziehen, sind diejenigen, die das Problem erkennen, Hilfe suchen und es auf irgendeine Weise lösen wollen. Wenn dann jedoch die Essenz diejenigen bestärkt, die sich der Herausforderung stellen und sich loslösen wollen, dann mag dies einen indirekten Einfluß auf die Gruppe als Ganzes haben.

Hibiscus, Hibiscus spec. [1]

Positiv: Integration von Sexualität (weiblich)
Negativ: Unfähigkeit, Sex mit Liebe zu verbinden

Indian Paintbrush, Castilleja miniata, Indianischer Maler-pinsel [1]

Positiv: Tatkräftige Kreativität

Negativ: Entkräftung, Erschöpfung durch eine kreative Anstrengung

Diese Essenz ist in bezug auf die Fähigkeit oder Unfähigkeit, ein Vorhaben zu überschauen, mit Blackberry eng verwandt. Bei der Blackberry-Tendenz geschieht deshalb nichts, weil die Dinge in der Planung steckenbleiben. Die Situation von Indian Paintbrush geht noch einen Schritt weiter: Das Vorhaben ist zwar als solches fertig geplant, aber die damit verbundenen Arbeiten führen zur vollständigen Erschöpfung. Der Zustand ist dem von Bachs Olive ähnlich, aber Indian Paintbrush zielt spezifisch auf die Ursache und die Art des Problems.

Iris, Iris douglasiana, Douglas' Schwertlilie [1]

Iris betrifft einen weiteren Gesichtspunkt der kreativen Erschöpfung (sehr kreativ, diese Kalifornier!). Es ist nicht so sehr die körperliche Erschöpfung, als vielmehr das Versiegen von Einfällen, vielleicht um den Zustand von Indian Paintbrush zu verhindern. Der Körper stellt den Energiefluß zu den kreativen Bereichen ein. Unglücklicherweise ist diese Energie aber auch für das eigene Wohlbefinden lebenswichtig – wir leben nicht vom Brot allein – und deshalb wird die betreffende Person so lange darunter leiden, bis ein ausgeglichener Zustand erreicht ist.

Lavender, Lavandula officinalis, Lavendel

Positiv: Verfeinertes Bewußtsein

Negativ: Seelisch/geistige Überreizung – körperliche Erschöpfung

Das wichtige Lavendelöl ist als große Hilfe für Entspannung allgemein bekannt und wie bei anderen pflanzlichen Heilmitteln zeigt die Blütenessenz die gleichen Merkmale auf höherer Ebene. Derzeit entdecken viele Leute esoterische Verfahren wie etwa Yoga und Meditation erneut und interessieren sich sehr für die Arbeit mit seelischen Energien. Einige scheinen jedoch nicht zu begreifen, wie wirksam gerade diese Energien sind und daß es viel müheloser ist, dafür aufgeschlossen zu sein als sich zu verschließen und abzuwehren. In den alten einschlägigen Schulen hätte ein Student eine langjährige Ausbildung in Selbstkontrolle gebraucht, um diese Verfahren anwenden zu dürfen. In der westlichen Welt, in der der freie Wille Gesetz ist, müssen dagegen viele Leute selbst erfahren, wie gefährlich es sein kann, sich Energien zu öffnen, die man nicht zu beherrschen gelernt hat, und zwar sowohl für die körperliche Gesundheit wie für die geistige Stabilität.

Es gibt aber auch Menschen, die von Natur aus auf ihre Umgebung extrem sensitiv reagieren und die Energie »gewinnen«, ohne daß sie es wollen oder bemerken. Diese Menschen müssen sich bewußt werden, was geschieht und lernen, damit umzugehen.

In beiden Fällen gilt Lavender als Hilfe dafür, den schlimmsten Schaden zu reparieren und die gewünschte Kontrolle zu gewinnen.

Madia, Madia elegans, Molina [1]

Positiv: Exaktheit, konzentrierte Aufmerksamkeit
Negativ: Trägheit, Konzentrationsschwäche

Um zu lernen, müssen wir für alle Dinge offen sein. Um etwas zu vollbringen, müssen wir in der Lage sein, uns in gewissem Umfang zu beschränken, die Zielvorgabe einzuengen und bei der vorgegebenen Aufgabe zu bleiben. Die Person, die Madia braucht, hat die Schwierigkeit, von einer Aufgabe zur anderen zu wechseln und deshalb kaum etwas zustande zu bringen. Die Essenz soll die Konzentrationsfähigkeit unterstützen, so daß sich jemand je nach Zweckmäßigkeit »öffnen« oder »verschließen« kann.

Manzanita, Arctostaphylos viscida, Bärentraube [1]

Positiv: Integration von Seele und Körper
Negativ: Asketischer Widerwille gegen den Körper

In der Vergangenheit haben einige geistige Strömungen das »Kasteien« zum Prinzip erhoben. Asketentum wurde als Tugend betrachtet, selbst wenn Mönche und Yogis bis zum Zustand der Auszehrung gehungert haben. Das ist ein irriger Standpunkt, weil dadurch nur die körperliche Lebenszeit verkürzt wird, und der

Sinn unseres Erdendaseins ist doch wohl, es so produktiv wie möglich zu durchleben. Wir haben viel Zeit, als reiner Geist zu existieren – in der physischen Welt werden wir aber durch unseren Körper tätig, und das ist einfacher, wenn wir ihm mit Zuneigung begegnen. Die Anweisungen Bachs für Crab Apple berühren diesen Zustand, treffen aber nicht genau auf ihn zu. Die Manzanita-Essenz fördert eine ausgeglichenere Geistesverfassung, bei der der Geist mit dem Körperlichen zusammenarbeitet und nicht gegen ihn.

Morning Glory, Ipomoea purpurea, Prachtwinde

Positiv: Wach, tätig
Negativ: Schläfrig, untätig

Morning Glory ist bei Menschen angebracht, deren Schlafgewohnheiten chronisch gestört sind, was sich auf ihren allgemeinen Gesundheitszustand auswirkt. Für jeden von uns gibt es ein passendes und gesundes Gleichgewicht zwischen Tag- und Nachtaktivität. Menschen, die etwa durch ihr »Gesellschaftsleben« oder als Computer-Hacker die Nachtaktivität lieben, verlieren schnell ihre natürliche Energie und ersetzen sie durch den Gebrauch verschiedener Drogen. (Eine bestimmte Cola-Marke empfiehlt sich schlaflosen Computer-Enthusiasten, indem sie stolz hervorhebt, daß sie dreimal soviel Coffein enthält wie andere!) Wenn man ein solches Verhalten über lange Zeit beibehält, wird es unmöglich, zu einem normalen Rhythmus zurückzufinden, man wird krank und verliert mehr und mehr den Bezug zur Realität. (Ich kenne das aus eigener Erfahrung.) Morning Glory soll ein Zurückgewinnen des Gleichgewichts ermöglichen und ein normales Leben wiederherstellen. Was soll es bei diesem Namen auch sonst tun?

Mountain Pennyroyal, Monardella odoratissima*, Indianernessel [1]

Positiv: Geistige Echtheit und Klarheit
Negativ: Beeinflußbar

Ein weiteres Heilmittel für »Beeinflußbare« – in diesem Fall von wem oder was? Wie bereits beschrieben, wird der Cerato-Typ von der Meinung anderer beeinflußt. Golden Rod ist dem kollektiven Druck seiner Gesellschaftsschicht ausgesetzt. Lavender steht unter dem schädlichen Einfluß von etwas, das man nur als rohe Gewalt bezeichnen kann. Mountain Pennyroyal ist nun für diejenigen, die von den negativen Energien um sie herum beeinflußt werden: möglicherweise wie Cerato von einzelnen Menschen, aber weniger von dem, was sie sagen, als vielmehr von deren Gefühlen und der Art ihrer Ausstrahlung. Wie bei Golden Rod könnte die Verunsicherung aber auch durch eine Gruppe verursacht werden, und hier wiederum nicht so sehr durch deren Spielregeln, sondern durch deren Haltung und Einfluß. Weiterhin könnte es ähnlich wie bei Lavender eine körperliche Energie sein, aber keine abstrakte Kraft, sondern ein einzelnes Wesen, das versucht, jemand zu besitzen, der verwundbar geworden ist, vielleicht durch unkluge esoterische Verfahren oder durch Drogenmißbrauch.

Zusammenfassend gesagt soll diese Essenz denjenigen helfen, die, aus welchen Gründen auch immer, das Gefühl haben, keinen eigenen Willen zu besitzen.

Mountain Pride, Penstemon newberryi, Newberrys Bartfaden [1]

Positiv: Moralischer Mut, Zivilcourage
Negativ: Nicht zu seiner Überzeugung stehen

Als Christus festgenommen und ihm der Prozeß gemacht wurde, fürchteten seine Jünger um ihr Leben und leugneten, wie er vorhergesagt hatte, jede Bekanntschaft und Beziehung zu ihm, nur einen Tag, nachdem sie ihn als ihren Herrn und Erlöser begeistert begrüßt hatten. Die meisten von uns würden in einer viel unwichtigeren Situation ebenso kläglich versagen. Es ist so leicht, sexistische, rassistische oder sonstwie anrüchige Wirtshauswitze einfach hinzunehmen, aber es ist unangenehm, sich dem Spott seiner Mitmenschen auszusetzen, indem man sie auffordert, sich wie vernünftige Erwachsene zu benehmen. Ebenso ist es nur allzu verführerisch, seine eigene Lebensweise zu verbergen, damit einen ein Außenstehender nicht für etwas seltsam hält. Wie viele von uns würden denn für ein einzelnes Opfer gegen eine brüllende Masse eintreten? Nicht einer! Wir sollten also nicht überheblich sein, sondern darüber nachdenken, wie wir es selbst ein bißchen besser machen können. Während ich diesen Teil des Buches schrieb, las ich einen Bericht über australische Journalisten, die sich als Augenzeugen in Ost-Timor während der indonesischen Invasion aufhielten und die von indonesischen Soldaten mit sinnloser Grausamkeit niedergemetzelt wurden, und das nur, weil sie dort waren. Sie fühlten sich den einheimischen Opfern der Invasion verpflichtet, zu beobachten und wenn möglich über die Geschehnisse zu berichten, während die »demokratischen« Regierungen, die die Menschenmörder bewaffnet hatten, entschlossen wegschauten und es jetzt noch tun. Wenn wir alle nur ein wenig mehr gewillt wären, für das Recht Opfer zu bringen, wäre die Welt dann nicht anders? Denken Sie darüber nach, in welchen Bereichen Ihres Lebens ein bißchen mehr Zivilcourage gefragt ist und ob Ihnen diese Essenz nicht dabei helfen könnte.

Mullein, Verbascum thapsus, Echte Königskerze

Positiv: Strenges Gewissen
Negativ: Verwirrt, unmoralisch

Als weiteres »moralisches« Heilmittel bezieht sich Mullein auf die Entscheidungen, die unser Tun bestimmen. Moralische Sicherheit kommt in der Zeit zu kurz, in der die kindliche Akzeptanz der von oben vorgeschriebenen Regeln abgelöst wird durch die Übernahme der Verantwortung des Erwachsenen für seine eigenen Entscheidungen. Man sollte das nicht als leicht ansehen: Wir können zwar tun, was uns gefällt, aber nur das, was erfolgreich ist, macht uns glücklich und zufrieden. Viele Leute lügen, betrügen und hintergehen andere ganz zielbewußt, womit sie sich selbst auch unglücklich machen; sie machen aber so weiter, weil sie nicht den Mut haben, sich zu ändern. Erst dann, wenn ihr Gewissen sie zu der Einsicht zwingt, daß ihre Lebensweise so nicht weitergehen kann, werden sie eine Änderung anstreben. Nichts kann uns die Entscheidungen, die wir treffen müssen, erleichtern, aber wenn wir die Erleichterung des Gewissens spüren, können wir wenigstens sicherer sein, uns richtig entschieden zu haben.

Nasturtium, Tropaeolum majus, Kapuzinerkresse

Positiv: Warmherzigkeit, Vitalität
Negativ: Erschöpfung der Energie durch übertriebene intellektuelle Aktivität

Wirkliche Gesundheit erfordert ein Gleichgewicht der Elemente, die das Individuum ausmachen – körperliche, geistige, gefühlsmäßige und seelische. Wenn der Intellekt auf Kosten der anderen Elemente überentwickelt oder zuviel angewendet wird, führt das zu einer Schädigung des Individuums und auch der Gesellschaft. Diese Essenz eignet sich kurzfristig für jemand, der sich nach einer Reihe von geistigen Anstrengungen, sei es durch Lernen für ein Examen oder das Schreiben eines Buches, nicht »wohl fühlt«. Sie kann auch bei chronischeren Zuständen bei Kindern angewendet werden, deren intellektuelle Entwicklung zu schnell vorangetrieben wurde: Anzeichen für eine zurückgebliebene Entwicklung des Gemüts und der Physis treten dann klar zutage. Nasturtium kann man mit Indian Paintbrush vergleichen, aber nicht verwechseln. Die Erschöpfung bei Indian Paintbrush rührt von der Kreativität her, vom Malen, Musizieren oder ähnlichem. Der Nasturtium-Zustand beruht mehr auf einer harten, nicht besonders lohnenden Plackerei, zum Beispiel mit Gerichtsentscheidungen oder Abrechnungen. Der Bedarf an dieser Essenz nimmt wahrscheinlich in heutiger Zeit mit der Rückkehr zum Konkurrenzstreben und der Bedeutung rein intellektueller Maßstäbe in der öffentlichen Erziehung zu.

Oregon Grape, Berberis aquifolium, Mahonie

Positiv: Positive Erwartungen an Mitmenschen
Negativ: Paranoia, negative Projektion

Gesunde Kinder nehmen instinktiv an, daß jeder andere Mensch wenigstens potentiell ein Freund oder Kamerad ist. Als Erwachsene kommen viele Menschen zu dem Schluß, daß mit wenigen Ausnahmen die Welt feindselig und voll von Gegnern ist. Wie kann das geschehen? Sicherlich muß ein Kind lernen, nicht jedermann ohne weiteres zu vertrauen. Dieser Lernprozeß wird aber unglücklicherweise immer mehr von erschreckenden Darstellungen beherrscht, die den Eindruck erwecken, jeder unbekannte Erwachsene sei eine Gefahr (die aber vor lauter Publizität für sensationelle Entführungen und Morde übersehen, daß die meisten Gewalttätigkeiten gegen Kinder in der Familie verübt werden).

Es gibt immer noch – wenn auch immer seltener – Erwachsene, die einen auf sie zukommenden Fremden mit einem freundlichen Lächeln anschauen, während viele Menschen auf jede neue Situation automatisch mit Angst vor Feindseligkeit reagieren. Unwille erzeugt Abneigung, während Zuwendung Freundlichkeit erzeugt, also muß die unerfreuliche Kettenreaktion beseitigt und ins Gegenteil umgekehrt werden. Wie bei anderen Essenzen wird auch diese von den Menschen nicht genommen werden, die sie am meisten brauchen. Wenn aber diejenigen sie nehmen, die sich eines Anflugs dieses Verhaltens bewußt sind und dagegen ankämpfen, wird sich der Virus der Freundlichkeit ausbreiten, langsam, aber unaufhaltsam.

Penstemon, Penstemon davidsonii, Davidsons Bartfaden [1]

Positiv: Erträgt Schwierigkeiten mit Stärke.
Negativ: Selbstmitleid

In jedem Leben gibt es Zeiten der Niedergeschlagenheit und der Schwierigkeiten. Dies sind die Herausforderungen und Lehren, die unsere Entwicklung formen und uns die Möglichkeit bieten, erwachsene Menschen zu werden und nicht verzogene Kinder. Manche Menschen wollen das nicht so sehen und anstatt ihre Lektion zu lernen, beklagen sie sich über die allgemeine Ungerechtigkeit. Eine Änderung dieser Anschauung ist ohne persönlichen Willen nicht möglich, aber diese Essenz könnte denen helfen, die sich bemühen, auch einen positiven Sinn in den Beschwerlichkeiten des Lebens zu sehen. Es besteht eine Verwandtschaft zu dem Willow-Typ von Bach. Ich würde sie dadurch unterscheiden, daß die Klagen des Willow-Typs oft einen relativ trivialen Grund haben. Dagegen ist Penstemon wirklich für diejenigen bestimmt, die große Herausforderungen durchstehen. Letztere rechtfertigen zwar eher einen negativen Zustand, aber das allerwichtigste ist dessen Überwindung.

Peppermint, Mentha piperita, Pfefferminze

Positiv: Klarheit
Negativ: Geistige Trägheit

Diese Essenz ergänzt Nasturtium. Beim Nasturtium-Typ schwächt
übertriebene geistige Aktivität den Körper. Beim Peppermint-Pati-
enten wird viel Energie von vegetativen Körperteilen – Verdau-
ungsapparat und Leber – gebraucht, dadurch die geistige Energie
herabgesetzt, so daß das klare Denken, besonders nach Mahlzei-
ten, erschwert wird. Diese Menschen werden feststellen, daß sie
am besten geistig arbeiten können, wenn sie ein bißchen hungrig
sind, aber auch, daß die geistige Arbeit das Hungergefühl verstärkt,
bis sie von dem Drang, etwas zu essen, überwältigt werden und damit ihre geistige Energie schwindet. Weil sie oft an anstrengenden
und wichtigen Aufgaben arbeiten, ist es verständlich, daß diese Art
von Ungleichgewicht zu großen Einbrüchen bei der kreativen Leistung führt. Es ist also nicht nur unerquicklich, sondern auch kost-
spielig und wert geändert zu werden.

Pink Monkeyflower, Mimulus lewisii, Rosa Gauklerblume [1]

Positiv: Ehrlichkeit der Gefühle
Negativ: Versteckt Gefühle wegen Schamhaftigkeit.

Dieses wichtige »Kern«-Heilmittel gehört zur Gattung Mimulus.
Bachs Mimulus wirkt ganz allgemein gegen jede erkennbare Angst.
Diese Essenz zielt spezifisch auf die Ängste von Menschen, die Ablehnung und Demütigung erlitten haben und die sich davor fürchten, sich in irgendeiner Weise zu »öffnen«. Sie können tatsächlich
scheu und einsam sein und jede Art von Kontakt mit anderen vermeiden, oder sie verhalten sich kalt und abweisend, die Art ihrer
Kleidung, ihre Frisur, das Tragen einer Brille soll sie »vor dem Gesehen werden schützen«. Das Heilmittel empfiehlt sich für Menschen, die mißbraucht wurden, wobei aber Mißbrauch viele Formen hat, nicht nur körperliche Belästigung. Viele Kinder, die nie
körperlich belästigt wurden, wachsen mit einem Bewußtsein der
Scham und Unsicherheit hinsichtlich ihrer Sexualität und ihrer
Gefühle auf, hervorgerufen durch Spötteleien und Anspielungen –
nichts Konkretes, das man aufdecken oder »beweisen« könnte,

aber trotzdem nicht weniger real. Alleingelassen mit dem Gefühl, daß es keinen Anlaß für diese Art von Empfinden gibt, es sei denn, man wäre wirklich schmutzig und unwürdig, ist es ungeheuer schwierig, sich mit diesem Zustand auseinanderzusetzen. Deshalb betrachte ich persönlich das als die heimtückischste und bösartigste Form von Mißhandlung, obwohl dafür niemand jemals bestraft wird. Auch wenn man die Vergangenheit verarbeitet hat, so ist es doch eine dringende Notwendigkeit, diese Gefühle auch in der Gegenwart zu überwinden. Das erlaubt es, heilende Kontakte und Beziehungen zu knüpfen – und macht die Wirkung dieser Essenz aus.

Pink Yarrow, Achillea millefolium var. rubrum, Gemeine Schafgarbe (rosa)

Positiv: Klare Grenzen für Gefühle
Negativ: Fehlende Grenzen, Interesse für den »Trödel« von anderen

Anteilnahme an den Sorgen und Nöten von anderen ist eine großartige und notwendige Gabe. Weniger gut ist aber eine übertriebene Anteilnahme, die alles aus der Umgebung wie ein »Schwamm« aufsaugt, bis zur Verwirrung und zum Schaden des eigenen Gefühlslebens. Diese Essenz eignet sich für eine Reihe von Erwachsenen, die sonst mit Heilmitteln wie etwa Centaury oder Red Chestnut behandelt würden. Besonders wichtig ist sie aber für Kinder in einem Haushalt, in dem Spannungen und gefühlsmäßige Schwierigkeiten zwischen den Erwachsenen bestehen, weil sie auch ohne bewußte Kenntnis des Problems die »Schwingungen« dieser Gefühle wahrnehmen, irgendwie ihr eigenes Verhalten danach richten oder sogar ernstlich krank werden.

Pomegranate, Punica granatum, Granatapfel

Positiv: (weiblich) Integration der Aspekte des Lebens
Negativ: (weiblich) Unsicherheit über ihre Rolle

Dies ist im wesentlichen ein Heilmittel für die moderne Frau. Unzählige Bücher und Zeitschriftenartikel geben sich widersprechende Empfehlungen über den besten Weg, den Wunsch nach einer Karriere, Liebe/Ehe, Haushalt und Kinder in Einklang zu bringen; alles verschwendet – weil es keine »richtige« Antwort gibt. Frauen haben viele freie Wahlmöglichkeiten und müssen in eigener Verantwortung über ihren Lebensplan entscheiden, anstatt einen vorgefertigten zu übernehmen. Weil dies aber immer Kompromisse erfordert, entsteht möglicherweise ein Spielraum für Schuldgefühle einem eventuell vernachlässigten Gesichtspunkt gegenüber, und der Abbau solcher Schuldgefühle ist verdienstvoll und allgemein verständlich. Was man wahrscheinlich tatsächlich braucht, ist sich darüber klarzuwerden, daß man sich nicht so oder so verhalten muß, um eine »richtige« Frau zu sein. Jede Frau ist so richtig wie jede andere, unabhängig davon, wie sie ihr Leben gestaltet. Wenn diese Essenz dabei hilft, die Ansicht zu gewinnen, daß eine individuelle Entscheidung die feminine Identität nicht bedroht oder untergräbt, wird sie vor viel Unglücklichsein und Verwirrung schützen.

Rabbitbrush, Chrysothamnus nauseosus, Hasenbürste [1]

Positiv: Geistige Flexibilität: Integration von Mittelpunkt und
  Randaspekten
Negativ: Gegensätze in den geistigen Prozessen

Dieses Heilmittel liegt mir sehr am Herzen, weil meine Arbeit als Seh-Lehrer hauptsächlich auf der Notwendigkeit beruht, die Konzentration auf den Mittelpunkt und das Bewußtsein für die Randaspekte als zwei Seiten der gleichen Sache und nicht als zwei verschiedene Dinge zu sehen. Dieses ist nicht nur für das Sehen, sondern für jede Art des Lernens wichtig. So muß man z.B. beim Lesen jeden Buchstaben und jedes Wort aufnehmen und zugleich in einen allgemeinen Zusammenhang bringen. Beim Fußballspiel muß man genau auf den Ort des Balles achten, während man gleichzeitig die Positionen der anderen Spieler und deren Abstand zueinander berücksichtigen muß. Bei einer erstaunlichen Zahl von Menschen zeigt sich jedoch eine Unfähigkeit, Informationen auf diese Weise in einen Zusammenhang zu bringen. Die Schwierigkeit bleibt dann unsichtbar, wenn die Anforderungen durch Hin- und Herwechseln zwischen verschiedenen Dingen nicht groß sind. Das Problem taucht aber bei einer anspruchsvolleren Anforderung auf, die einfach nicht bewältigt werden kann. Ohne Übertreibung kann ich sagen, daß jeder Fall von Lernschwierigkeiten, der mir bekannt wurde, diese Schwäche gezeigt hat.

Es gibt eine Reihe von gut eingeführten Methoden, die sich mit dieser Schwierigkeit befassen, angefangen von der klassischen Seh-Arbeit nach Bates, bis hin zu den neuesten Techniken der Kinesiologie. Der Gebrauch der Rabbitbrush-Essenz sollte die Wirkung aller dieser Behandlungen verstärken oder im Falle leichterer Schwierigkeiten allein wirksam sein.

Saint John's Wort, Hypericum perforatum, Johanniskraut*

Positiv: Klares Bewußtsein
Negativ: Überentwickeltes Bewußtsein

Hypericum ist ein wichtiger Bestandteil der homöopathischen Medizin, hier ist es ein bedeutendes Heilmittel gegen Entzündungen und Nervenleiden. Beide Bereiche betreffen die Fähigkeit, Energie durch den Körper zirkulieren zu lassen. Die Blütenessenz spiegelt diese Idee in einer verfeinerten Weise wider, indem sie sich auf die Ausbreitung des Lichtes über den Organismus bezieht. Sie wird als wichtiges schützendes Heilmittel für diejenigen angesehen, die durch psychischen Angriff oder psychische Erschöpfung verwundbar sind (siehe auch Lavender).

Scarlet Monkeyflower, Mimulus cardinalis, Rote Gauklerblume [1]

Positiv: Ehrlichkeit der Gefühle
Negativ: Angst vor intensiven Empfindungen, vor der »Schattenseite«

Dieser Typ ist mit Pink Monkeyflower eng verwandt und zeigt einen weiteren Aspekt der Angst vor Gefühlen. Menschen, denen gelehrt wurde, daß man seinen Zorn nicht zeigen darf, stopfen ihre Gefühle in sich hinein, bis sie sich damit langsam selbst vergiften, oder bis zu einem Gefühlsausbruch mit der Plötzlichkeit und der Stärke eines menschlichen Vesuvs. Jeder dieser Ausbrüche ist selbstverständlich sehr entmutigend und führt zu vermehrten Anstrengungen, derartiges zu vermeiden.

Ebenso wird *jegliche* starke Gemütsbewegung, positiv wie negativ, mit dem gleichen Mißtrauen betrachtet, was zu einem allgemein gehemmten Zustand führt und zur Unfähigkeit, mit anderen auf der Gefühlsebene in Verbindung zu treten. Für solche Menschen ist es dringend erforderlich, zu lernen, tiefe und starke Gefühle anzunehmen und zu prüfen sowie sie – wenn notwendig – zu zeigen. Dies könnte auch zu einer Veränderung der Erwartungshaltung der Umgebung führen.

Sticky Monkeyflower, Mimulus aurantiacus, Orange Gauklerblume [1]

Positiv: Integration von Wärme und Intimität
Negativ: Trennung der Sexualität vom Gefühl

Diese Essenz gehört in eine Reihe von Heilmitteln, die sich auf die Integration von Sexualität mit dem Gefühl beziehen. Hibiscus befaßt sich weitgehend mit dem gleichen Bereich, ist aber spezifisch für Frauen geeignet. Basil erfaßt den Zusammenhang zwischen Sex und dem spirituellen Aspekt der Liebe, während sich diese Essenz auf den Zusammenhang zwischen Sex und üblicher Wärme und Zuneigung konzentriert. Ich hörte einmal jemand halb im Spaß sagen: Frauen gewähren Sex, um Liebe zu erlangen, und Männer bringen Liebe ein, um Sex zu bekommen. Wenn daran etwas Wahres ist, dann ist es ausnehmend traurig, weil gleichzeitiges Geben und Nehmen beider Aspekte die erfreulichste Erfahrung ist, die die meisten von uns gerne machen möchten. Wenn auf diesem Gebiet eine Behandlung notwendig ist, könnte für den Anfang diese Essenz eine Zeitlang gegeben werden. Gleichzeitig kann man daran arbeiten, eine feste Basis von körperlicher und emotionaler Wärme und Vertrauen zu schaffen, bevor man Basil als Hilfe für die Erforschung »höherer« Regionen anwendet.

Sweet Pea, Lathyrus latifolius, Breitblättrige Platterbse

Positiv: Seinen Platz finden
Negativ: Soziale Entfremdung

Einst blieb das Nomadenleben auf diejenigen beschränkt, deren Umwelt keinen längeren Aufenthalt an einem Ort erlaubte. Mit der Entwicklung dauerhafter Siedlungen wurde es für ganze Generationen alltäglich, innerhalb eines kleinen Gebiets geboren zu werden, aufzuwachsen und zu sterben. In der heutigen Zeit wird es aus verschiedenen Gründen immer weniger üblich, daß Kinder in der gleichen Gemeinde oder gar Straße wie ihre Eltern wohnen, und nur wenige bleiben ihr ganzes Leben lang an einem Ort. Wie bei anderen Aspekten im Leben haben jetzt die meisten von uns die Wahlmöglichkeit ihres Wohnorts und würden nicht erlauben, daß diese Wahl von anderen getroffen wird. Neben diesem Vorteil entstehen aber auch beträchtliche Probleme. Für beide, den umherziehenden Hippie wie den leitenden Angestellten, der sich aus einem Prospekt ein Haus in einem landschaftlich schönen Vorort kauft, ergibt sich die gleiche Schwierigkeit, nämlich weder über eine beständige Basis für soziale Beziehungen zu verfügen noch das Gefühl zu haben, an einen Ort zu gehören.

Dieses Problem muß gelöst werden, entweder indem man sein Los als Nomade akzeptiert und sein »Heim« beim Wandern von einem Ort zum andern in seinem Inneren bewahrt, oder indem man den richtigen Ort, um »Wurzeln zu schlagen« und dort zu bleiben, findet. Was auch immer die richtige Wahl sein mag, diese Essenz soll dabei helfen, sie zu treffen und einen Sinn für Heimat zu entwickeln, wo auch immer.

Trumpet Vine, Campsis tagliabuana, Trompetenblume [1]

Positiv: Mündliche Ausdruckskraft
Negativ: Unverständlich, Sprachschwierigkeiten

Diese prachtvolle Kletterpflanze hat flammend orangerote Blüten (hinweisend auf die Qualität ihrer Ausstrahlung), die in ihrem Aussehen an ein Megaphon oder an den Schalltrichter eines Grammophons erinnern.

In meiner früheren Tätigkeit als Musiklehrer habe ich bald die enge Verbindung zwischen dem Gebrauch der Stimme und dem Selbstgefühl erkannt. Zustände, die auf den ersten Blick rein physischen Ursprungs zu sein schienen, zeigten einen deutlichen und sichtbaren Zusammenhang mit dem Gefühlsleben. Es besteht eine enge Verbindung dieser Essenz mit Pink Monkeyflower, weil eine der üblichsten Arten, mit der wir versuchen, uns zu verstecken oder zu verstellen, durch die Wirkung der Stimme erfolgt. Diese Essenz könnte unter anderem für Menschen angezeigt sein, die bei öffentlichen Reden wegen ihrer langweiligen und trockenen Vortragsweise Schwierigkeiten haben, sowie für Kinder, die sich nicht ausdrücken können und darüber hinaus deutliche Sprachfehler haben.

Die Seven Herbs

Diese kleine Gruppe von Essenzen wurde von Mathew Wood völlig unabhängig entwickelt. Einige von ihnen sind auch im professionellen Satz des FES enthalten, aber als eigener Satz befassen sie sich mit den verschiedenen Aspekten des Verhältnisses zwischen Geist und Materie. Sie sind auch als Set erhältlich, um denjenigen zu nützen, die sich dringend mit diesem Gebiet befassen müssen.

– Black Cohosh, Cimicifuga racemosa, Wanzenkraut [1]
– Easter Lily, Lilium longiflorum, Madonnenlilie [1]
– Iris, Iris versicolor, Verschiedenfarbige Schwertlilie [1]
– Lady's Slipper, Cypripedium parviflora, Frauenschuh
– Sagebrush, Artemisia tridentata, Dreizähniger Beifuß [1]
– Star Tulip, Calochortus tolmiei, Mormonentulpe, Katzenohr [1]
– Yerba Santa, Eriodyction californicum, Bergbalsam [1]

7. Die Australischen Busch-Blütenessenzen

Herkunft

Die Australischen Busch-Blütenessenzen wurden in ihrer derzeit im Handel erhältlichen Form von Ian White in den 1980er Jahren entwickelt. Er repräsentiert, obwohl er ursprünglich andere Pläne hatte, die fünfte Generation einer Familientradition, die sich mit Kräutermedizin befaßt. Zunächst studierte er Psychologie an der Universität, fand aber bald heraus, daß die Lehren der Naturheilkundigen mehr Wissen über das Funktionieren des menschlichen Geistes vermitteln als alle akademischen Theorien der Hochschulen. Daraufhin studierte er den Beruf eines Naturheilkundigen und wurde ein hochangesehener Praktiker und Lehrer.

Die schwere Erkrankung eines Freundes veranlaßte Ian, sich einer Gruppe anzuschließen, die sich mit heilender Meditation befaßte. Während dieser Meditationen begannen seine Visionen von Blüten und auch Informationen darüber, wie sie heilend genutzt werden könnten. In seltsamem Zusammentreffen kam sehr häufig unmittelbar nach einem solchen »Channelling« durch ein neues Heilmittel ein Patient mit einem zutreffenden Problem, der als Testperson dienen konnte. Ian stellte fest, daß in allen Fällen das therapeutische Ergebnis die »gechannelte« Beschreibung bestätigte, und so begann er, Heilmittel zu sammeln und zu nutzen. Später machte er sich auch noch die Mühe, die Beschreibungen Gegenkontrollen durch wissenschaftliche und esoterische Methoden zu unterziehen, und er fand dabei eindeutige Bestätigung von allen Seiten.

Ians Buch »Australian Bush Flower Essences« (Australische Busch-Blütenessenzen), sollte unbedingt von allen gelesen werden, die sich über diese Heilmittel informieren wollen, es ist aber auch für alle lesenswert, die sich überhaupt für Pflanzen und Heilen interessieren. Es enthält sehr genaue Beschreibungen von 50 Heilmitteln, dargestellt auch in wunderschönen Zeichnungen und hervorragenden Farbfotografien.

Australien ist eine der größten und abgelegensten Inseln dieser Erde. Die durch diese Lage bedingte Isolation förderte die Entstehung einer großartigen Mannigfaltigkeit im Pflanzen- und im Tierreich mit einzigartigen Formen. Die sich ausbreitende »Zivilisation« hat vieles vernichtet, aber trotzdem existieren im australischen Busch noch Tausende, wenn nicht Millionen nirgendwo anders bekannter Lebensformen. Auch eine der ältesten überlebenden menschlichen Kulturen ist dort anzutreffen, die australischen Aborigines. Von den ersten Siedlern wurden sie als Wilde verachtet, und seither ist es ihnen nicht gerade gut ergangen, aber sie besitzen eine überlieferte, vergeistigte Kultur, die in manchem der unseren überlegen ist. Allein das Überleben im Busch unter extremsten Bedingungen, ohne Dach über dem Kopf, ohne Wasserleitung und ohne Kleidung überfordert die inneren Fähigkeiten der meisten Weißen bei weitem. Die Aborigines haben es über Tausende von Jahren verstanden, sich das Leben dort einigermaßen erträglich zu gestalten. Ein Teil ihrer Kenntnisse ist das umfangreiche überlieferte Wissen über Pflanzen und deren Nutzen, auch als heilende, aus Blüten hergestellte Essenzen. Laut Ian White war dieses Wissen vor einigen Jahrhunderten noch um vieles reicher.

Merkmale

Australien ist, wie Amerika, zugleich ein junges wie auch ein altes Land. Die Kultur der Aborigines vereint in sich sowohl gründliches praktisches Handeln als auch tiefe Spiritualität, beides bezogen aus besonderer Erdverbundenheit. Von den neuen Bewohnern könnte man sagen, daß sich bei ihnen in ähnlicher Weise praktische Fähigkeiten, bis zu überheblichem Selbstbewußtsein mit einer zunehmenden Sehnsucht nach der Beschäftigung mit tiefergehenden Fragen verbindet.

Diese Eigenschaften spiegeln sich in der allgemeinen Ausstrahlung der Busch-Essenzen wider, die gleichermaßen das Physische wie auch das Metaphysische ansprechen. Der hohe Anteil an roten und purpurnen Blüten sowie an exotischen und bizarren Formen in der australischen Flora wird als ein starker Bezug zur Sexualität gedeutet. Die australischen Essenzen befassen sich sehr weitgehend und freimütig mit allen Fragen, die die Heilung von Beziehungen und Sexualität betreffen.

Jeder, der durch die Komplexität und Vielfältigkeit der Bezugspunkte der kalifornischen Heilmittel abgeschreckt wurde, wird sich mit den Busch-Essenzen viel besser zurechtfinden. Wie bei den Bach-Heilmitteln basieren die Beschreibungen fast ausschließlich auf emotionalen Merkmalen. Sie haben jedoch eine gewisse Ähnlichkeit mit den kalifornischen Heilmitteln insofern, als sie genauere Bilder zeichnen, die bestimmte Gefühle bestimmten Situationen zuordnen. Viele dieser Heilmittel zeigen ein sehr komplexes Bild, wobei mehrere Elemente im Zusammenhang behandelt werden sollen. Für den erfahrenen Bach-Anwender könnte das auf eine eingeengte Anwendungsmöglichkeit hindeuten. Es kann aber auch bedeuten, daß in einer gut passenden Situation eine einzige Busch-Essenz ausreicht, wo sonst mehrere Bach-Heilmittel benötigt würden – man kann es sich aussuchen.

Verordnen und Arbeiten mit den Essenzen

Ian White macht gern eine Gegenkontrolle zu seiner Verschreibung durch den Muskeltest. Für jeden, der die Kinesiologie beherrscht, lohnt sich dies, um die Priorität (»Hier liegt der Bereich, der am dringendsten verbessert werden sollte.«) und die Akzeptanz (»Dieser Körper akzeptiert dieses Heilmittel jetzt.«) festzustellen und so fort. Die gefühlsmäßigen Zustände sind jedoch so eindeutig beschrieben, daß es wie bei den Bach-Heilmitteln möglich ist, mit Hilfe der im Interview festgestellten Schlüsselmerkmale vertrauensvoll zu verordnen. Niemand sollte sich durch das Fehlen des Muskeltests davon abhalten lassen, die Heilmittel zu benutzen.

Die Dosierungsvorschriften unterscheiden sich etwas von den Standard-Bach-Methoden. Die Dosierung sollte folgendermaßen sein: zwei Wochen lang sieben Tropfen am Morgen und am Abend; bei strikter Befolgung wird man ein gutes Resultat erzielen. Auch die Anwendung von Affirmationen wird nachdrücklich empfohlen, weil sie die Wirkung der Essenzen unterstützen.

Die Beschreibungen

Wie bei den Kalifornischen Essenzen habe ich mich darauf beschränkt, ausführliche Beschreibungen nur dann zu geben, wenn ich etwas dazu zu sagen habe! Es ist aber trotzdem eine vollständige Liste aller Busch-Essenzen, wenigstens mit Namen[2] und Schlüsselmerkmalen. Wenn ich Vergleiche mit Heilmitteln anderer Gruppen gezogen habe, dann darf das nicht als Wertung gesehen werden. Damit meine ich nicht, daß eines dem anderen vorzuziehen sei oder es gleichgültig ist, welches angewendet wird. Ganz im Gegenteil, bei einem dieser besonderen Probleme, die einem die Wahl zwischen verschiedenen Heilmitteln lassen, sollte man die Diagnose so sorgfältig und eng wie möglich stellen, um das am besten für diesen individuellen Fall geeignete herauszufinden. Nur genaues Vergleichen und Gegenüberstellen der Originalbeschreibungen nahe verwandter Heilmittel führt zu einer richtigen Würdigung der Einmaligkeit jedes einzelnen Heilmittels.

Swamp Banksia, Banksia robur

Positiv: Energie, Freude
Negativ: Zeitweiliger Verlust an Schwung und Energie, Enttäuschung, »Ausgebranntsein«

Unter den Bach-Heilmitteln wären Elm (Verlust der Begeisterungsfähigkeit) und Oak (fehlende Kraft) dieser Essenz am ähnlichsten. Sie stimmt auch mit einigen Elementen von Olive (Erschöpfung) sowie Impatiens (Frustration) überein. Wahrscheinlich trifft sie auch sehr gut auf Vervain-Kandidaten zu. Ein wertvolles einzelnes Heilmittel für alltägliche Situationen.

---

[2] Für die Australischen Busch-Blütenessenzen sind in den wenigsten Fällen deutsche Namen bekannt.

Bauhinia, Lisiphyllum cunninghamii

Positiv: Annahme neuer Ideen, Aufgeschlossenheit
Negativ: Widerstand gegen Veränderung, Starrheit

Möglicherweise ist dies ein gutes Heilmittel für Menschen, die kein neues Heilmittel akzeptieren wollen! Um es mit den Definitionen von Bach-Heilmitteln zu beschreiben, könnte man an Walnut für eine allgemeine Bereitschaft zu Veränderung denken, eventuell auch an Honeysuckle für unangemessenes Hängen an der Vergangenheit, und an Beech, vielleicht auch an Vine, entsprechend der Einstellung des Betreffenden zu Kritik. Bei der Fülle von Veränderungen in heutiger Zeit – sowohl äußerer Umstände als auch Ideen – ist die Erhaltung der Balance zwischen Hängen am Althergebrachten und Begeisterung für alles Neue sicher erstrebenswert. Damit empfiehlt sich dieses Heilmittel als sehr wichtig für unsere Zeit.

Billygoat Plum, Planchonia careya

Positiv: Vergnügen an Sex, Selbstakzeptanz
Negativ: Ekel vor sich selbst, Ablehnung von Sex

Diese Essenz ist dem Bach Crab Apple sehr ähnlich. Sie eignet sich sehr gut für das allgemeine Gefühl der »Unreinheit« – besonders bei Hautproblemen –, sie hat aber auch einen starken Bezug zu Abscheu vor Sex. Deshalb hilft sie mit jeder Art von sexuellen Belangen zurechtzukommen. Ganz besonders angezeigt ist diese Essenz für Menschen, die Vergewaltigung und sexuellen Mißbrauch erlitten haben und die das dringende Bedürfnis nach Reinigung und sexueller Regeneration verspüren. Selbstakzeptanz ist von entscheidender Bedeutung. Kein Leid, sei es physischer oder geistiger Natur, kann geheilt werden, solange ein Zustand des Ekels vor sich selbst besteht.

Black-eyed Susan, Tetratheca ericifolia

Positiv: Beruhigung, innerer Friede
Negativ: Streß, Herumhetzen

Man beachte, daß dies nicht die Pflanze gleichen Namens von den kalifornischen Essenzen ist. Die Wirkung dieser Essenz umfaßt sowohl die von Impatiens als auch die von Vervain. Laut Ian White ist sie *das* Heilmittel bei Streß.

Bluebell, Wahlenbergia spec., Moorglöckchen

Positiv: Fröhlich, vertrauensvoll
Negativ: Emotionell verschlossen, fürchtet Mangel.

Man fülle ein Glas mit Wasser, trinke die Hälfte und entscheide dann, ob das Glas halb leer oder halb voll ist. Manche Leute werden von der Furcht verfolgt, daß ihnen zu wenig bleibt – ihr Glas halb leer ist –, wenn sie mit jemandem teilen oder etwas weggeben. Bei Geburtstagseinladungen kann man bestimmte Kinder beobachten, die gierig ihren Teller vollhäufen mit Sachen, die sie nie essen wollen, nur damit kein anderes Kind mehr hat. Es gibt auch Menschen, die ihre Partner daran hindern, andere Freunde oder Interessen zu haben, aus Furcht davor ausgeschlossen zu werden. Die Bluebell-Essenz ist, wie auch andere des australischen Sets, den entsprechenden Bach-Heilmitteln deshalb so ähnlich, weil weniger der Grund für das Gefühl als vielmehr dessen Beschaffenheit wichtig ist. Was immer der Grund oder der Anlaß sein mag, wenn eine solche unerklärliche Eigensucht auftritt, ist Bluebell angezeigt.

Boronia, Boronia ledifolia

Positiv: Gelassen, Klarheit
Negativ: Gebrochenes Herz, Zwangsvorstellung

Boronia ist ein sehr geeignetes Heilmittel für Befreiung. Seine allgemeine Wirkung ähnelt der von White Chestnut, indem es den Kopf von quälenden Gedanken befreit und ihm hilft, sich auf die Gegenwart zu konzentrieren. Aber seine spezifische Wirkung befaßt sich mit der Situation einer zerbrochenen Beziehung – der Gedanke, daß man ihn oder sie nicht vergessen kann.

Bottlebrush, Callistemon linearis

Positiv: Fähigkeit, sich zu verändern
Negativ: Schwierigkeit, sich den Veränderungen im Leben anzu-
passen

Die Wirkung dieser Essenz mag der von Walnut sehr ähnlich erscheinen.

Bush Fuchsia, Epacris longifloria

Positiv: Klar im Ausdruck, Ausgeglichenheit
Negativ: Schwierigkeiten beim Lesen, Lernen und der Artikulation

Diese Essenz scheint in ihrem Anwendungsbereich dem von Californian Trumpet Vine sehr nahe zu kommen.

Bush Gardenia, Gardenia megasperma

Positiv: Wiederbelebte Beziehungen
Negativ: »Eingerostete« Beziehungen

Diese Essenz ist geeignet für Menschen, die sich des anderen allzu
sicher sind oder sich irgendwie entfremdet haben. Wenn man sich
das nicht bewußt macht, kann es zum grundlosen Zerbrechen einer
Ehe führen, oder Kinder und Eltern entfremden sich unnötig.
Eine der unerfreulicheren Seiten der sogenannten »New-Age-
Denkweise« ist der allgemein akzeptierte Standpunkt, eine Beziehung müsse nicht von Dauer sein, und deshalb sei es richtig ausein-
anderzugehen, sobald die leiseste Spannung auftritt oder das
Interesse nachläßt. Der Gedanke an eine Verpflichtung oder daß
man sich bemühen könnte, werden als lächerlich altmodisch und
überholt abgetan. Wenn man auch zugeben muß, daß es sich nicht
lohnt, eine unerfreuliche Verbindung aufrechtzuerhalten, wird es
bei ruhiger Betrachtung doch einleuchten, daß so altmodische Tu-
genden wie Beständigkeit und Treue etwas für sich haben. Keine
Essenz wird in der Lage sein, eine tote Beziehung wiederzubeleben, aber es ist vorstellbar, daß sie die Gefühle in dieser Situation
klären und ihnen zu neuen Ausblicken verhelfen könnte. Es gibt
viele Beziehungen, die zerbrechen, obwohl sie noch durchaus
voller Leben sind, nur weil sie ein wenig aus dem Gleis geraten

sind und niemand weiß, wie man sie wieder dahin zurückbringen könnte. Aber die Wirkung der Bush-Gardenia-Essenz verhilft dazu, die egoistische Selbstbetrachtung zu überwinden und den anderen Menschen richtig wahrzunehmen, was das Wesentliche einer Beziehung ist.

Bush Iris, Patersonia longifolia

Positiv: Hilft bei einer Umwandlung
Negativ: Furcht vor dem Tod

Die Wirkung dieser Essenz scheint der von Californian Angel's Trumpet sehr ähnlich zu sein.

Crowea, Crowea saligna

Positiv: Konzentriert, in sich ruhend
Negativ: Sorge, Kummer

Crowea ist ein großartiges Heilmittel gegen Kummer, ganz unabhängig von dessen Ursache. Es engt das Problem etwas stärker ein als z.B. White Chestnut, bei dem der Umfang der Sorge viele Ursachen haben kann, das aber doch, ohne erschöpfende Details zu wissen, mit einiger Sicherheit verordnet werden kann. Wenn ein Patient Schwierigkeiten hat, den Grund seines Kummers klar zu benennen, dann ist das ein guter Hinweis für die Crowea-Essenz. Häufig gibt es keinen Grund, das Sich-Sorgen ist eine Gewohnheit geworden, so wie man eine zerkratzte alte Schallplatte immer wieder abspielt, nur um sich nicht allein zu fühlen. Wenn einem etwas Sorgen bereitet, sollte man sich fragen, ob man etwas dagegen tun kann. Wenn ja, sollte man es sofort tun, dann braucht man sich nicht länger zu sorgen. Lautet die Antwort »Nein« – dann sollte man trotzdem aufhören, sich Sorgen zu machen, um seine Energie für die Lösung wirklicher Probleme nutzen zu können. Das ist leichter gesagt als getan – aber die Essenz bietet Unterstützung.

Dagger Hakea, Hakea teretifolia

Positiv: Verzeihen
Negativ: Groll, Verbitterung

Wenn vergeben göttlich ist, dann wird uns der Gebrauch dieser Essenz ein wenig götterähnlich sein lassen. Es ist leicht, freundliche Gefühle für jemanden zu hegen, der sich auch freundlich gezeigt hat. Aber Leuten gegenüber, die einen schwer gekränkt haben, unterdrückt man ganz bewußt jedes freundliche Gefühl. Man verdrängt die Kränkung, um dann doch immer wieder darüber zu brüten. Wie meistens trifft man den Gegner damit am wenigsten, sondern schadet nur sich selbst. Um die Gewohnheit abzubauen, solche Wunden zu hätscheln, bedarf es zielstrebiger eigener Bemühungen. Diese Essenz kann es erleichtern, die Notwendigkeit dafür einzusehen und dann auch durchzuhalten.

Dog Rose, Bauera rubioides

Positiv: Vertrauen
Negativ: Schüchternheit, Angst

Der Mimulus-betonte Mensch fürchtet sich vor irgend etwas, der Aspen-Typ hat namenlose Angst, der Red-Chestnut-Typ fürchtet sich vor anderen Menschen. Dog Rose wird charakterisiert durch eine ganz allgemein ängstliche Lebensbetrachtung – der Dog-Rose-Patient scheint geradezu nach Furchterregendem zu suchen. Diese Einstellung hat Auswirkungen: Erstens erhöht sie die Wahrscheinlichkeit, daß das Gefürchtete tatsächlich eintritt, zweitens wird damit eine Menge Energie verschwendet. Auch die Aktivitäten werden dadurch eingeschränkt, weil man immer von dem Gedanken beherrscht wird, daß es schiefgehen könnte (siehe auch das homöopathische Argentum nitricum). Diese Essenz wird zum Ausbalancieren der Energien genutzt, um neue Aktivitäten mit Zuversicht beginnen zu können und sich des Lebens zu freuen.

Five Corners, Styphelia triflora

Positiv: Selbstliebe
Negativ: Geringe Selbstachtung

Diese Essenz wirkt in ähnlicher Weise wie Buttercup aus Kalifornien.

Flannel Flower, Actinotus helianthi

Positiv: Offenheit, Freude an körperlichen Aktivitäten
Negativ: Mangel an Feingefühl, Berührungsängste

Flannel Flower ist ein wichtiges Heilmittel für Männer, die dazu erzogen wurden, jede Art von Sinnlichkeit als unmännlich anzusehen, mit dem Ergebnis, daß sich ihr Körper verhärtet und mehr als eine nur oberflächliche Berührung mit anderen – männlich oder weiblich – vermieden wird. Ihr Sexualleben ist recht begrenzt, weil sie kein Vergnügen an körperlicher Zärtlichkeit haben und es für notwendig halten, immer äußerst beherrscht zu sein. Das Problem kann von körperlichem Mißbrauch während der Kindheit herrühren oder von dem Männlichkeitsideal ihres Kulturkreises. Was auch immer der Grund sein mag, man sollte einsehen, daß sinnliches Vergnügen nicht die Männlichkeit beeinträchtigt. Obwohl das Heilmittel vorwiegend für Männer geeignet ist, kann es auch in entsprechenden Fällen bei Frauen gut wirken.

Fringed Violet, Thysanotus tuberosus

Positiv: Reintegration, Wiedereingliederung
Negativ: Wirkung eines Schocks, Trauma

Diese Essenz deckt weitgehend den gleichen Bereich ab wie Arnica (Cal. Hom.) und Star of Bethlehem (Bach).

Grey Spider Flower, Grevillea buxifolia

Positiv: Ruhe, Vertrauen
Negativ: Entsetzen

Die Essenz wirkt ähnlich wie Rock Rose (Bach).

Hibbertia, Hibbertia pendunculata

Positiv: Zufriedenheit, Anwendung von Wissen
Negativ: Fanatische Selbstverwirklichung, Anhäufung von Wissen,
    das nicht verarbeitet wird.

In der heutigen Zeit gibt es Leute, für die die Selbstverwirklichung
ein Selbstzweck geworden ist, eine selbstauferlegte Manie. Sie
scheinen sich gegenseitig überbieten zu wollen – wer besucht die
meisten Kurse, wer liest die meisten Fortbildungsbücher, wer lernt
die meisten neuen Techniken. Aber trotz all dem Geld und all der
Zeit, die sie aufwenden, scheinen sie weder glücklicher noch ge-
sünder als alle anderen zu sein. Ich erinnere mich, daß ich einmal
eine Freundin zu einem besonderen Seminar mitnahm, das ich öf-
ter besuchte und von dem ich annahm, es interessiere sie. Da es
mir sehr gut gefiel, wollte ich gern von ihr wissen, was sie davon
hielte, und bekam als Antwort einen detaillierten Vortrag, in der
Art einer Filmkritik, wie ähnlich es dem einen und wie viel schlechter als das andere Seminar es sei. Sie hat keinerlei Gewinn von diesem Wochenende gehabt, weil sie meinte, bereits alles über das
Thema zu wissen, und sich einer wirklichen Teilnahme verwei-
gerte. Leider habe ich das gleiche in meinen eigenen Kursen beobachten können. Einige Teilnehmer waren so damit beschäftigt, sich
kenntnisreich und verfahrenskundig zu geben, daß sie nichts dazu-
gelernt haben.

Die Hibbertia-Essenz kann aber auch von Nutzen für Menschen
sein, die in anderer Weise fanatisch und unbeweglich sind: Leute,
die unbedingt »political correct« sein wollen, kommen einem da in
den Sinn. Nach Ian Whites Beobachtung drückt sich mentale Un-
beweglichkeit auch in der Körperhaltung aus. Ich möchte hinzufügen, daß sie auch die Augen betrifft, denn viele Leute mit dieser
Geisteshaltung sind weitsichtig.

Der springende Punkt ist der Unterschied, ob man alles über
eine Sache weiß oder ob man soviel verstanden hat, daß man einen
praktischen Nutzen daraus ziehen kann. Die vergleichbaren Bach-
Heilmittel sind Vine, Cerato und Chestnut Bud.

Illawarra Flame Tree, Brachychiton acerifolius

Positiv: Vertrauen, Zuversicht
Negativ: Angst vor Verantwortung

Diese Essenz ist in ihrer Wirkung mit Larch und Hornbeam (Bach) verwandt. Die betreffenden Menschen zögern, die in ihnen steckenden Fähigkeiten auszuschöpfen oder irgendwelche Verpflichtungen einzugehen, in der Hoffnung, später werde sich schon alles regeln. Die Essenz hilft ihnen, diese Selbsttäuschung zu überwinden und einzusehen, daß sie *jetzt* handeln müssen.

Isopogon, Isopogon anethifolius

Positiv: Fähig, aus der Vergangenheit zu lernen, anpassungsfähig
Negativ: Schlechtes Gedächtnis, herrschsüchtig

Für diese Essenz gibt es zwei klare Bereiche. Der eine, die Unfähigkeit aus der Vergangenheit zu lernen, ähnelt Chestnut Bud (Bach), der andere, das herrschsüchtige Verhalten anderen gegenüber, gleicht Vine (Bach). In Verbindung der beiden wird natürlich das schlechte Gedächtnis ermöglichen, die gemachten Fehler zu vergessen und sich in der eigenen Unfehlbarkeit bestärkt zu fühlen. Würden wir uns genau erinnern, was tatsächlich geschehen ist, dann wären wir etwas bescheidener.

Jacaranda, Jacaranda mimosaefolia

Positiv: Konzentriert
Negativ: Zerfahren

Der negative Jacaranda-Typ schwärmt überall herum, ähnlich dem Tigger-Typ von AA Milne: Er stürzt sich ständig voller Energie auf neue Projekte, die aber nie fertig werden, weil immer wieder etwas Neues auftaucht. In der positiven Phase sind diese Menschen durchaus fähig, eine Sache konzentriert zu verfolgen. Sie besitzen in dieser Phase auch eine schnelle Auffassungsgabe, die aber stimulierend und nicht ermüdend wirkt, weil sie für einen eindeutigen Zweck eingesetzt wird. Viele Gemini-Menschen haben Bedarf an dieser Essenz.

Kangaroo Paw, Anigozanthos manglesii, Känguruh-Pfötchen

Positiv: Im Gleichgewicht sein, Gelassenheit
Negativ: Linkisch, ahnungslos

Die Kangaroo-Paw-Essenz ist für Leute geeignet, denen es an Lebensart mangelt. Obwohl sie voller guter Absichten sind, begegnen sie anderen linkisch und taktlos und sind sehr unerfreulich. Sie sind dadurch bei gesellschaftlichen Anlässen häufig eine Quelle für Verlegenheit. Die Essenz kann auch Leuten helfen, die zu Nervosität und Befangenheit neigen, ebenso denen, die sich auf vielfältigste Weise instinktlos verhalten.

Kapok Bush, Cochlospermum fraseri

Positiv: Fleiß, Eifer
Negativ: Apathie, Teilnahmslosigkeit

Diese Essenz hat weitgehend ähnliche Eigenschaften wie Wild Rose (Kalifornien und Bach).

Little Flannel Flower, Actinotus minor

Positiv: Munterkeit
Negativ: Übertriebener Ernst

Dieses Heilmittel hilft denen, die ihre eigene Kindlichkeit wiederentdecken sollten. Es ist geeignet sowohl für Menschen, die vom Ernst des Lebens so überwältigt sind, daß sie das Lachen verlernt haben, als auch für Kinder, die zu früh zu Erwachsenen geworden sind. Es ist nicht gerade ein Vorzug unserer Kultur, daß Lustigsein als unvereinbar mit einer ernsthaften Tätigkeit angesehen wird. Manchmal erweisen sich solche Vorstellungen auf sehr spektakuläre Weise als verkehrt. Als Richard Branson, von dem man sicher behaupten kann, daß er einer der bestsituierten Millionäre unserer Tage ist, die British Airways verklagte, waren deren »seriöse« Manager vollkommen überrascht. Der Chairman von British Airways gab später zu, daß er den Gegner offensichtlich nicht richtig eingeschätzt hatte, aber wie hätte er auch einen Menschen ernst nehmen können, der keinen grauen Anzug trug. Ein wenig

Flannel-Flower-Essenz in den Karaffen des Vorstandszimmers von British Airways wäre von Nutzen gewesen.

Macrocarpa, Eucalyptus macrocarpa

Positiv: Vitalität
Negativ: Ausgebrannt

Vergleichbar mit Aloe Vera (Kalifornien).

Mountain Devil, Lambertia formosa

Positiv: Liebe
Negativ: Haß

Vergleichbar mit Holly (Bach) und Oregon Grape (Kalifornien).

Mulla Mulla, Ptilotus atripicifolius

Positiv: Regenerierfähig nach einem Brand
Negativ: Trauma nach Hitze, Furcht vor Flammen

Mulla Mulla wächst im heißesten Teil der Wüste und kann als Symbol für die ans Wunderbare grenzende Regenerierfähigkeit der Vegetation nach einem Brand angesehen werden. Der Essenz wird eine heilende Wirkung nachgesagt sowohl für alte und neue physische Brandwunden als auch für psychische Schäden, die durch ein Feuererlebnis entstanden sind. Sie soll auch gegen Strahlungsschäden und Sonnenbrand helfen.

Old Man Banksia, Banksia serrata

Positiv: Enthusiasmus, Energie
Negativ: Trägheit

Vergleichbar mit Peppermint (Kalifornien)

Paw Paw, Carica papaya, Papaya

Positiv: Klarheit, Aufnahmefähigkeit
Negativ: Gefühl der Überforderung

Das Gefühl, überfordert zu sein, kann viele Ursachen haben. Es kann die Verantwortung für eine schwerwiegende Entscheidung sein oder die Übernahme einer großen Aufgabe, in diesen Fällen wäre Bach Elm zu empfehlen. Es könnte auch eine Fülle von Informationen sein, die zu verarbeiten ist oder sogar ein plötzliches erfreuliches Erlebnis. Wenn der Gedanke »Ich schaffe das nicht!« auftaucht, sollte man Paw Paw in Betracht ziehen.

Peach Flowered Tea Tree, Leptospermum squarrosum

Positiv: Emotionale Stabilität, Vertrauen in die Gesundheit
Negativ: Launenhaft, Hypochonder

Peach Flowered Tea Tree eignet sich für Menschen, die übertrieben mit ihrer Gesundheit beschäftigt sind und die zu Launenhaftigkeit neigen. Es mangelt ihnen an der Ausdauer, eine Arbeit fertig zu machen, aber nicht in derselben Weise wie beim Jacaranda-Typ. Diese Menschen stürzen sich wie eine Elster von einer Aufgabe zur nächsten, aber mit unverminderter Energie, während der Peach-Flowered-Tea-Tree-Patient eine Arbeit mit großem Enthusiasmus anfängt, sie bald aber langweilig findet und aufgibt, weil sie nicht mehr lohnend erscheint. Dabei kann er in eine Gentian-ähnliche (Bach) Mutlosigkeit versinken. Diese im großen und ganzen recht befähigten Leute verschwenden durch ihr Verhalten viel Energie und verursachen Frustration, nicht nur bei sich selbst, sondern auch bei ihrer Umgebung. Mit Hilfe der Essenz können sie ausgeglichener und produktiver und meistens auch sehr viel glücklicher werden.

Philoteca, Philotheca salsolifolia

Positiv: Fähigkeit, Liebe und Lob anzunehmen
Negativ: Unfähigkeit, Lob und Anerkennung zu akzeptieren

Im Grunde seines Herzens möchte jeder geliebt werden und Lob für seine Leistungen ernten. Es sollte ein ausgeglichener Zustand herrschen: Wenn jemand nur mit ständigem Lob etwas leisten kann, ist es unbefriedigend. Andererseits kann man aber auch nicht in einem Vakuum arbeiten, ohne jegliche Resonanz aus der Umgebung. Wir sind dazu erzogen worden, nicht für uns selbst »die Trommel zu rühren«, aber wir müssen auch nicht errötend den Raum verlassen, wenn ein anderer es für uns tut. Wenn man gearbeitet und etwas geleistet hat, darf man sich ruhig eine Weile im Lob der anderen sonnen und es als verdiente Belohnung annehmen. Im Fall, daß man das nicht akzeptieren kann, beraubt man sich einer für das Weiterarbeiten wichtigen Energiequelle und gefährdet gleichzeitig die eigene Fähigkeit, andere zu loben und zu ermutigen. Manche mögen versuchen, diese Eigenschaft in eine mehr allgemeine Rubrik wie Rock Rose und Water Violet einzuordnen. Ich glaube aber, daß sie durchaus als eigenes Problem anerkannt werden sollte. Ian White hat sich darum sehr verdient gemacht, die Philotheca-Essenz zu entdecken und aufzuklären.

Red Grevillea, Grevillea speciosa

Positiv: Beweglich
Negativ: Festgefahren

Diese Essenz eignet sich für Menschen, die glauben, ihr Leben sei festgefahren oder würde beherrscht oder sei abhängig von anderen. Sie verhilft ihnen zu der Einsicht, daß sie frei sind und gibt ihnen den Mut, entsprechend zu handeln. Diese Eigenschaft hat in gewisser Weise Ähnlichkeit mit Cerato (Bach), hat aber die spezifische Bedeutung für Freiheit in einer Situation, wohingegen der Cerato-Typ sich darauf konzentrieren würde, die Qualität einer Beziehung zu ändern.

Red Helmet Orchid, Corybas dilatatus

Positiv: Respektvoll, rücksichtsvoll
Negativ: Aufrührerisch, egoistisch

Red Lily, Nelumbo nucifera

Positiv: Standhaft, konzentriert
Negativ: Geistesabwesend, verträumt

Dieser negative Zustand sollte nicht mit dem von Fringed Violet (Australischer Busch) oder Arnica (Kalifornien) verwechselt werden. Beide werden zwar eindeutig als »abgehoben« bezeichnet, sie sind aber durch ein spezifisches traumatisches Ereignis hervorgerufen worden. Der Red-Lily-Zustand ist sehr viel ähnlicher dem von Clematis (Bach) oder dem des homöopathischen Heilmittels Cannabis indica. Der Red-Lily-bedürftige Mensch ruft ständig den Eindruck hervor, er sei »nicht ganz da« – nicht etwa in der Weise, daß er unintelligent wirkt, sondern er scheint nicht in der Lage zu sein, die Geschehnisse um ihn und andere herum in einen sinnvollen Zusammenhang zu bringen. Das kann nach Drogenmißbrauch vorkommen, es kann aber auch auf einen geistesabwesenden Akademiker – den sprichwörtlichen »zerstreuten Professor« – zutreffen oder auf jeden, der Schwierigkeiten hat, sich auf eine vorliegende Aufgabe zu konzentrieren – vergleiche Hornbeam (Bach).

She Oak, Casuarina glauca

Positiv: Ausgeglichenheit, Fruchtbarkeit (weiblich)
Negativ: Hormonelle Störungen, Unfruchtbarkeit (weiblich)

Silver Princess, Eucalyptus caesia

Positiv: Motivation
Negativ: Ziellosigkeit

Silver Princess ist für Menschen geeignet, deren Leben eine gewisse Richtungslosigkeit aufweist. Auf den ersten Blick scheint diese Essenz die gleiche Wirkung wie Wild Oat (Bach) zu haben, vielleicht mit einer Spur von Gorse oder Gentian gegen das Gefühl der Hoffnungslosigkeit. Aber sie unterscheidet sich deutlich, denn sie hilft nicht nur eine Perspektive zu finden und zu verfolgen, sondern auch ein Gefühl der Befriedigung und des Erfolgs zu erleben. Und was könnte wichtiger sein, als unser Ziel zu finden und zu erreichen?

Slender Rice Flower, Pimelea linifolia

Positiv: Bescheidenheit, Aufgeschlossenheit
Negativ: Stolz, Engstirnigkeit

Diese Essenz ist hervorragend geeignet, Zusammenarbeit in allen Bereichen herzustellen. Sie ermöglicht den Leuten, auch die andere Seite einer Frage zu sehen und nicht auf der eigenen Ansicht zu beharren. Würde man sie in ausreichender Menge weltweit anwenden, würde das die Politik überflüssig machen.

Southern Cross, Xanthosia rotundifolia

Positiv: Verantwortlichkeit
Negativ: Verstimmung, Groll

Diese Essenz läßt sich wegen ihrer Eignung bei Minderwertigkeitsgefühlen etwa mit Bluebell (Australian Bush) vergleichen; ihr Charakteristikum ist jedoch, wie meistens, sehr ausgeprägt. Während der Bluebell-Typ nicht tatsächlich geschädigt ist, es nur befürchtet, erleidet Southern Cross eine gewisse reale oder vielleicht nur eingebildete Entbehrung. Aber anstatt etwas dagegen zu unternehmen oder wenigstens mit dem, was er hat, zufrieden zu sein, klagt er die Welt an und beneidet heftig jene, die mehr haben oder mehr tun. Dieses Verhalten kommt der Opfer-Mentalität von Willow (Bach) sehr nahe, es ist aber wohl mehr auf die materiellen Seiten des Lebens ausgerichtet, wohingegen die Ressentiments des Willow-Typs durch eine kleine Krankheit oder durch das Wetter ausgelöst werden können.

Spinifex, Triodia spec.

Positiv: Heilung durch emotionales Verständnis
Negativ: Hautirritation, Herpes

Diese Essenz ist ein wirkungsvolles Heilmittel für Hautirritationen, einschließlich feiner Schnittverletzungen, behandelt aber hauptsächlich den Zusammenhang zwischen dem emotionalen Zustand und seiner Auswirkung an der Körperoberfläche.

Sturt Desert Pea, Clianthus formosus

Positiv: Loskommen, sich trennen
Negativ: Schmerz, Trauer

Sturt-Desert-Pea-Essenz hilft Menschen, die wegen einer tiefen Kränkung, meist einer unglücklichen Liebe, nicht von der Vergangenheit loskommen. In dieser Beziehung wirkt sie spezifischer als z.B. Honeysuckle (Bach), das mehr ein allgemeines Hängen an der Vergangenheit betrifft. Während der Dagger-Hakea-Typ (Australian Bush) Ärger und Groll über die Kränkung empfindet, verspürt der Sturt-Desert-Pea-Patient Trauer und Bedauern. In vielen Fällen können auch die beiden Gefühle wechseln, dann könnten beide Essenzen je nach Bedarf gemeinsam oder nacheinander gegeben werden. Ein derartig tiefsitzender Schmerz kann das Gleichgewicht dauerhaft stören und so eine lang anhaltende physische Krankheit auslösen. Dies ist eine weitere Möglichkeit, den Energiefluß zu blockieren, also braucht man sich nicht zu wundern. Die Essenz erleichtert es, von der Vergangenheit loszukommen und sich endgültig von ihr zu trennen, um voll und ganz in der Gegenwart leben zu können.

Sturt Desert Rose, Gossypium sturtianum, Malve

Positiv: Selbstachtung
Negativ: Schuldgefühl, Bedauern, übertrieben reumütig

Die Essenz bezieht sich auf Schuldgefühle wegen Dingen, die man getan oder unterlassen hat oder von denen man das Gefühl hat, man hätte sie tun oder lassen sollen. Sie betrifft auch den Zustand, sehr hohe Ansprüche an sich selbst zu stellen, was zu einem Vergleich mit Rock Water (Bach) einlädt Der Rock-Water-betonte Mensch hat allerdings das Gefühl, er entspräche den Standardansprüchen, wenn auch mit einiger Mühe, während der Desert-Rose-Typ glaubt, vollkommen zu versagen.

Nur wenige Menschen werden erwachsen, ohne etwas getan zu haben, dessen sie sich schämen müssen. Moralisches Verhalten erlernt man dadurch, daß man die Konsequenzen unmoralischer Handlungen zu spüren bekommt, genauso wie man durch ein aufgeschlagenes Knie lernt, vorsichtig zu sein. Manchmal ist man al-

131

lerdings zu unachtsam, dann bekommt das Knie nicht nur einen Kratzer, sondern eine tiefe Wunde, die eine Narbe hinterläßt, und anstelle einer unwesentlichen Unüberlegtheit begeht man irgendeine Untat, die jahrelang schlaflose Nächte verursacht. Schuldgefühle sind etwas vollkommen Überflüssiges – wenn man das Gefühl hat, etwas falsch gemacht zu haben, sollte man alle nur möglichen Anstrengungen unternehmen, um es wieder gutzumachen und eine Wiederholung vermeiden, dann war die Lektion nicht vergeblich. Steht man aber unter dem Zwang, eine als falsch erkannte Handlung wiederholen zu müssen, dann existiert ein ernstes Problem, das gelöst werden sollte. Sich einfach nur schuldig zu fühlen, kann auch eine Möglichkeit sein, sich der Verantwortung für ein notwendiges Handeln zu entziehen.

In der christlichen Theologie ist Verzweiflung – nämlich das Gefühl, daß man durch das begangene Unrecht Verzeihung und Liebe verwirkt hat – eine Sünde gegen den Heiligen Geist. Die Lehre besagt, daß Gott immer liebt, immer vergibt und daß wir kein Recht haben, diese Vergebung zurückzuweisen. Auf menschliche Ebene übertragen heißt das, daß Mütter, Geliebte, Kinder immer bereit sind zu vergeben und daß man diese Liebe und Vergebung nicht zurückstoßen darf, indem man unversöhnlich mit sich selbst in seinem Schuldbewußtsein verharrt – das wäre ein teuflischer Stolz.

Die Desert-Rose-Essenz hilft nicht nur, all dies mit dem Verstand zu erfassen, sondern auch in unserem Inneren zu akzeptieren, das Schuldgefühl loszuwerden und die Liebe und Verzeihung der anderen anzunehmen.

Sundew, Drosera spathulata, Sonnentau

Positiv: Gefestigt, konzentriert
Negativ: Abgehoben, geistig abwesend

Dies ist eine weitere Essenz für den Zustand des »Nicht ganz anwesend Seins«, für das Gefühl einer gespaltenen Persönlichkeit und für die Flucht in Verschwommenheit. Sundew muß mit anderen Heilmitteln für abgehobene Träumer verglichen werden, wie zum Beispiel mit Clematis, White Chestnut (Bach), Arnica (Kalifornien) und Red Lily (Australische Busch-Blütenessenzen). Wenn keine klare Wahl getroffen werden kann, werden Muskeltest und Pendeln für die Entscheidung benötigt.

Sunshine Wattle, Acacia terminalis, Mimose

Positiv: Optimistisch
Negativ: An der Vergangenheit hängend, pessimistisch

Sunshine Wattle ist eine Essenz für »Miesmacher«, die es zu genießen scheinen, ein Unglück vorherzusehen. Wenn alles glatt läuft, machen sie trotzdem ein langes Gesicht und meinen, das würde sicher nicht lange gutgehen. Geht etwas schief, sagen sie: Das habe ich gleich gesagt, was kann man auch anderes erwarten?« Ihr Glas ist nicht nur halb leer, es droht auch ständig umzufallen! Die Essenz könnte ihnen zu der Einsicht verhelfen, daß man die Dinge auch etwas positiver betrachten und dadurch einiges, verändern kann.

Tall Yellow Top, Senecio magnificus, Greiskraut

Positiv: Heimatgefühl
Negativ: Entfremdung

Diese Essenz scheint in ähnlicher Weise zu wirken wie Sweet Pea (Kalifornien).

Turkey Bush, Calytrix estipulata

Positiv: Kreative Ausdruckskraft
Negativ: Blockierte Kreativität

Diese Essenz ist in ihren Eigenschaften den von Iris (Kalifornien) sehr ähnlich.

Waratah, Telopea speciosissima

Positiv: Vertrauen
Negativ: Verzweiflung

Waratah ist vielleicht eines der wichtigsten Heilmittel für die Seele. Ian White hat das Gefühl, daß es eines der wichtigsten Heilmittel von allen ist und hat es als Symbol für das Australian Bush Flower

133

Project ausgewählt. Es ist das Heilmittel für selbstmörderische Verzweiflung, wenn man glaubt, es gäbe keinen Ausweg, keine Zukunft, keine Hoffnung. Es gibt auch andere Heilmittel für diesen Zustand, z.b. wirkt Sweet Chestnut (Bach) fast identisch. Die homöopathischen Mittel Aurum und Ignatia decken einige Bereiche ab: Aurum, wenn der Verlust Vermögen und Besitz betrifft, Ignatia, wenn es sich um menschlichen Verlust handelt, um einen Todesfall oder eine Trennung. Im Bedarfsfall sollte man die Essenz nehmen, die am schnellsten verfügbar ist – Haarspalterei ist in einem solchen Fall nicht angebracht!

Schmerz kann aus unserer Unfähigkeit zur Anpassung resultieren. Ein großer, herzzerreißender Schmerz kann daher rühren, daß sich die Veränderungen unserer Lebensumstände so rasch ereignen, daß wir nicht einmal anfangen können, uns zu adaptieren und deshalb unter der Belastung einen Nervenzusammenbruch erleiden. Es grenzt ans Wunderbare, wie es diese Heilmittel ermöglichen, Luft zu holen, um regenerieren zu können und die Energieströme zu beruhigen, damit die Anpassung fließender erfolgen kann – und genau das vollbringen sie. Aus eigener Erfahrung kann ich das ohne jeden Zweifel bestätigen.

Wir leben in einer Zeit großer Veränderungen, sowohl in persönlichen als auch in allgemeinen Bereichen, was bedeutet, daß immer mehr Menschen in den Zustand einer Krise geraten werden. Es ist deshalb äußerst wichtig, daß wir diese Zeiten nicht nur durchstehen, sondern daß wir die entstehenden Herausforderungen und angebotenen Lektionen zu unserem Vorteil nutzen. Durch die weitverbreitete Anwendung dieser Essenzen kann, das darf man ohne Übertreibung sagen, die Zukunft der Menschheit in diesem Sinne beeinflußt werden.

Wedding Bush, Ricinocarpus pinifolius

Positiv: Bindung, Verpflichtung
Negativ: Mangel an Bindung

Diese Essenz betrifft Bindungen, entweder in einer Beziehung oder an eine Aufgabe oder an eine Lebensform. Sie ist wertvoll für die Verpflichtung, wenn Menschen eine lang andauernde Beziehung eingehen möchten, oder wenn ein Paar seine Beziehung vertiefen will. In anderer Weise ist sie auch für Menschen wertvoll, die Schwierigkeiten haben, eine Aufgabe zu Ende zu bringen und ebenso für Geschäftspartner, die ihre Beziehungen verbessern wollen. Man sollte also, anstatt sich vor der bindenden Verantwortung zu fürchten, freudig die durch die Essenz vermittelte Möglichkeit ergreifen, etwas, das der Mühe wert ist, zu begründen und zu gestalten.

Wild Potato Bush, Solanum quadriloculatum, Nachtschatten

Positiv: Fähig zu handeln
Negativ: Niedergeschlagen

Wisteria, Wisteria sinensis

Positiv: Sexuelle Aufgeschlossenheit
Negativ: Frigidität, Männlichkeitswahn

Dies ist ein wichtiges Heilmittel für sexuelle Probleme. Das zugrundeliegende Schema ist das einer sexuellen Beziehung im viktorianischen England: Die Frau, die mit fest geschlossenen Augen »an England denkt« und der Mann, der ohne sich viel Mühe zu machen, eine rasche Befriedigung sucht. Vereinfacht ausgedrückt scheint es sich bei männlichen und weiblichen Ansichten über Sex um etwas Gegensätzliches zu handeln (der Mann will Sex und genießt ihn, die Frau will ihn nicht und genießt ihn auch nicht). Beide Partner versäumen etwas, wenn sie nicht in der Lage sind, die Sexualität mit einem spirituellen oder emotionalen Kontakt zu verknüpfen, oder auch mit wirklichem körperlichem Vergnügen. Wisteria betrifft nicht nur Sexualität allein, sondern auch die Beschaffenheit von Beziehungen, die eine sexuelle Komponente haben. Man vergleiche auch Basil, Hibiscus, Sticky Monkey Flower (Kalifornien).

Yellow Cowslip Orchid, Caladenia flava

Positiv: Konstruktiv
Negativ: Kritisch

Die letzte Essenz in dieser Gruppe ist für Menschen, die in einer Art und Weise an Kleinigkeiten herumnörgeln, die sie daran hindert, einen ausgewogenen Eindruck vom Ganzen zu bekommen. Mit ihnen zusammenzuarbeiten ist äußerst frustrierend, denn sie brauchen einen enormen Aufwand an Zeit und Energie für unbedeutende Details und haben Schwierigkeiten, sich breiteren Fragen zuzuwenden, bevor sie nicht zufriedengestellt sind. In der positiven Phase kann ihre wohlabgewogene Aufmerksamkeit für Details sehr wertvoll sein, man sollte ihnen also bei der ersten Gelegenheit taktvoll diese Essenz anbieten.

ESSENZ-KOMBINATIONEN

Ian White hat auch einige Kombinationen von Essenzen (vergleiche Rescue Remedy) entwickelt, die im folgenden aufgeführt sind. Sie sind in Ians Buch genau beschrieben.

– Radiation essence (Ausstrahlungs-Essenz): Bush Fuchsia, Crowea, Fringed Violet, Mulla Mulla, Waratah

– Emergency essence (Notfall-Essenz): Fringed Violet, Grey Spider Flower, Sundew, Waratah

– Personal Power essence (Lebenskraft-Essenz): Dog Rose, Five Corners, Southern Cross, Sturt Desert Rose

– Superlearning essence (Lernfähigkeits-Essenz): Bush Fuchsia, Isopogon, Paw Paw, Sundew

– Vitality (Vitalitäts-Essenz): Banksia, Crowea, Macrocarpa, Old Man Banksia

8. Das Alaskische Blütenessenz-Projekt

Herkunft

Das Blütenessenz-Projekt von Alaska ist zum größten Teil das Werk von Steve Johnson. Er begann sich 1980 für den Gebrauch der Bach-Heilmittel zu interessieren und kam danach mit der FES (Flower Essence Society) in Kontakt. Er verbrachte 1983 einige Zeit als Feuerkontrollbeamter in der Wildnis von Alaska und begann dort die Möglichkeit zu sondieren, aus der reichen und einmaligen Flora von Alaska Essenzen zu gewinnen. Er gründete das AFEP (Alaskan Flower Essence Project), um seine Arbeit mit anderen auf diesem Gebiet Arbeitenden zu koordinieren; Shabd-sangeet Khalsa, Janice Schofield und Jane Bell schlossen sich ihm an. Die Tätigkeit wurde durch die Aufnahme einer Reihe von Edelstein-Elixieren und der Umwelt-Essenzen erweitert (siehe unten). Steves Buch »Flower Essences of Alaska« muß von jedem gelesen werden, der mit diesen Essenzen arbeiten will.

Alaska ist ein sehr großes Land, in dem relativ wenige Menschen, aber Millionen von Pflanzen, Vögeln und anderen Tieren leben. Dieses nördliche Territorium liegt an der äußersten Grenze, wo menschliches Leben noch möglich ist, und die anderen dort vorkommenden Lebewesen mußten sich in hohem Maß daran anpassen. Einjährige Pflanzen haben die kürzestmögliche Vegetationsperiode für Wachstum und Blütenbildung, was sie mit unglaublicher Energie und Fülle tun. Strauchige Pflanzen zeigen nahezu immer Zwergwuchs und wachsen zum Schutz gegen Wind und Kälte dicht am Boden. Die Sonne scheint nur schräg durch eine dünne klare Luft. Es leuchtet deshalb ein, daß Essenzen aus Blüten dieser Region ganz spezielle Qualitäten haben.

Die Essenzen

Von den Essenzen aus Alaska gibt es drei »Sätze«, die wiederum in Gruppen unterteilt sind. Im Prinzip beinhalten die Gruppen Pflanzen, die an einem einzigen geographischen Ort gesammelt wurden. Die Einteilung in Sätze beruht teils auf dem Zeitpunkt des Einsammelns, aber auch teils auf der Natur des Heilmittels. Ganz allgemein gesagt, werden die Essenzen von Satz 1 als die am besten zugänglichen beschrieben, die von Satz 3, die grünblühende und fleischfressende Pflanzen einschließen, als die subtilsten, und die von Satz 2 stehen zwischen diesen beiden. Steve Johnsons Buch »Flower Essences of Alaska« enthält Einzelheiten über das Sammeln von Blüten für Essenzen, eingehende Beschreibungen über die Art der Verordnung, Illustrationen der Blüten und geeignete Affirmationen, die den Gebrauch jeder Essenz begleiten können.

Verordnung der Alaskischen Blütenessenzen

Die Alaskischen Blütenessenzen scheinen in ihrer Gesamtheit ziemlich ätherisch zu sein. Die Beschreibungen konzentrieren sich meist auf mentale und spirituelle Ideen, die manchem sehr exklusiv und abstrakt erscheinen mögen, besonders im Gegensatz zu der vollblütigen, erdverbundenen Natur der Australischen Busch-Heilmittel. Sie entstanden durch stilles betrachtendes Erkennen an einem entlegenen Ort und haben eine starke Beziehung zu dessen Eigenarten. Sie wurden aus Pflanzen entwickelt, deren Leben sich durch ein hohes Maß an Anpassungsfähigkeit und innerer Kraft auszeichnet, und diese Aspekte drücken sich auch in den Essenzen aus.

Die Verordnung der Alaskischen Blütenessenzen ist nicht kompliziert, erfordert aber vielleicht mehr Überlegung als die anderer. Jemandem, der sich für eine Arbeit mit ihnen interessiert, empfehle ich, Steves Buch sorgfältig zu lesen und dann über die Natur derjenigen Essenz nachzudenken, die besonders in Frage zu kommen scheint. Menschen, die sich für den Gebrauch der Essenzen interessieren, werden ein hohes Niveau an Kenntnissen erreicht haben, so daß Selbstverordnung, begleitet von Affirmationen und anderen unterstützenden Maßnahmen, bei ihnen als der beste Weg erscheint.

Die Alaskischen Blütenessenzen

Die Liste der Essenzen enthält kurze Schlüsselmerkmale, um die Bereiche ihrer Bedeutung auffinden zu können, einige Angaben über die wirksamen Pflanzen und Verweisungen auf andere Heilmittelsysteme, um einen Vergleich zu ermöglichen. Für eine ausführliche Information wird auf das Buch »Flower Essences of Alaska« verwiesen.

Alder, Alnus Crispa, Erle

Schlüsselmerkmal: Klare Vorstellung – Satz 1

Alpine Azalea, Loiseleuria procumbens, Alpenheide

Schlüsselmerkmal: Bedingungslose Selbstbejahung – Satz 2

Das Schlüsselwort ist hier *bedingungslos*. Eine Reihe von Essenzen befaßt sich mit verschiedenen Aspekten der Frage nach der Selbstbejahung. Rock Water (Bach) kommt mit der Einstellung, daß man seine Selbstachtung nur dann erhalten kann, wenn man strikt nur Ehrenhaftes tut, dieser Essenz wahrscheinlich am nächsten. Der Sturt-Desert-Rose-Typ (Australische Busch-Blütenessenz) ist der Meinung, er könne wegen der Schuld an früheren Ereignissen sein Selbst nicht akzeptieren, was andererseits dazu führt, den Honeysuckle-Zustand (Bach) in Betracht zu ziehen, der in mehr allgemeiner Art und Weise in der Vergangenheit verhaftet ist, während Buttercup (Kalifornien) und Five Corners (Australischer Busch) ein geringes Selbstwertgefühl besitzen.

Diese Essenz spricht in feinstofflicher Weise das energetische Ungleichgewicht an, das aus dem Gefühl entsteht, sich gezwungenermaßen in einer bestimmten Weise verhalten zu müssen, möglicherweise durch Beeinflussung und gegen seine natürlichen Impulse: »Ich kann nur ein guter/liebenswerter Mensch sein/selbst ein gutes Gefühl haben, solange ich …«. Während der Desert-Rose-Typ diesen Zwang durchbrochen hat (oder das glaubt) und sich deshalb unwürdig fühlt, hat Alpine Azalea das ungeschriebene

Gesetz nicht gebrochen und will das auch nicht, leidet aber unter der Einschränkung seiner Impulse, was zu einem tiefen Unbehagen führt. Die Essenz wird eine Befreiung davon bewirken und es der entsprechenden Person leichter machen, nach ihren wirklichen Wünschen zu handeln und – wie auch immer – ein gutes Selbstgefühl zu erlangen

Balsam Poplar, Populus balsamifera, Balsam-Pappel

Schlüsselmerkmal: Gesunder Umgang mit dem Leben – Satz 1

Black Spruce, Picea mariana, Fichte

Schlüsselmerkmal: Öffnung für Weisheiten – Satz 1

Bladderwort, Utricularia vulgaris, Wasserschlauch

Schlüsselmerkmal: Durchschaut eine Täuschung – Satz 3

Blueberry Pollen, Vaccinium uliginosum, Trunkelbeere

Schlüsselmerkmal: Aufnahmebereit – Satz 3

Blue Elf Viola, Viola spec., Veilchen

Schlüsselmerkmal: Ärger vom Herzen schaffen – Satz 1

Zustände verdrängten Ärgers sind äußerst gefährlich, weil sie den Energiefluß um das Herz herum blockieren. Das ist der Grund, warum chronisch sich ärgernde Charaktere außergewöhnlich häufig zu »angina pectoris« und Herzkrankheiten neigen. Je tiefer der Ärger verdrängt wird, um so größer ist der Schaden. Eine Essenz wie Blue Elf Viola, die dieses Gefühl und die Energie aus dem tiefsten Grund befreit, ist deshalb äußerst wertvoll. Unter den Heilmitteln, die sich damit vergleichen lassen, ist wahrscheinlich Sticky Monkeyflower (Kalifornien) das nächstliegende. Auch Dagger Hakea (Australischer Busch) kann ein hohes Maß an Groll einschließen und ist besonders angezeigt, wenn sich der Ärger auf eine bekannte persönliche Verletzung bezieht. Aus der Bach-Serie lohnt sich ein Vergleich mit Holly und Cherry Plum. Man sollte auch nicht vergessen, daß Ärger eines der Hauptübel sein kann, die durch die ungehemmte Heiterkeit eines Agrimony-Typs hervorgerufen werden können.

Bog Blueberry, Vaccinium uliginosum, Moorbeere

Schlüsselmerkmal: Genießt Überfluß – Satz 2

Bog Rosemary, Andromeda polifolia, Gränke

Schlüsselmerkmal: Heilung durch Vertrauen – Satz 2

Bunchberry, Cornus canadensis, Kanadischer Hartriegel

Schlüsselmerkmal: Geistige Kraft und Klarheit – Satz 2

Cassandra, Chamaedaphne calyculata

Schlüsselmerkmal: Auf sein Inneres hören – Satz 2

Cattail Pollen, Typha latifolia, Rohrkolben

Schlüsselmerkmal: Aufrecht zu seiner Ehrlichkeit stehen – Satz 3
Diese Essenz legt einen Vergleich mit Mountain Pride (Kalifornien) nahe. Während sich aber Mountain Pride auf die Herausforderungen an die Ehrlichkeit und Rechtschaffenheit von außen bezieht, z.B. durch die Kritik von anderen, befaßt sich Cattail Pollen im Gegensatz dazu mehr mit inneren Krisen von Furcht und Zweifel – mehr wie Elm oder Gentian in hoher Potenz (Bach).

Chiming Bells, Mertensia paniculata

Schlüsselmerkmal: Freude an der physischen Existenz – Satz 1

Columbine, Aquilegia formosa, Akelei

Schlüsselmerkmal: Zeigt starkes Selbstbewußtsein – Satz 2
In unserem Garten wächst Aquilegia mit Vorliebe mitten auf den Wegen. Sie wächst zwar auch an den Rändern, aber die selbstausgesäten »Ausreißer« sind bei weitem die besten Pflanzen, und ich erlaube es nicht, sie abzuschneiden. Obwohl die Blüten sehr bescheiden »nicken«, ragen sie an kräftigen und harten Stielen gera-

dewegs aus der Mitte eines ideal runden Kranzes aus graugrünen Blättern empor – das vollkommene Modell von gelassenem, ruhigem, entschlossenem Selbstbewußtsein.

Comandra, Geocauloon lividum

Schlüsselmerkmal: Entwickelt ein aus dem Inneren kommendes Naturbewußtsein – Satz 3

Cotton Grass, Eriophorum spec., Wollgras

Schlüsselmerkmal: Wendung von Kummer zu Heilung – Satz 1

Cow Parsnip, Heracleum lanatum, Bärenklau

Schlüsselmerkmal: Bewußtsein innerer Stärke – Satz 2
Diese Art von Cow Parsnip zeigt alle typischen Merkmale der Gattung. Sein hohler Stengel wächst und verzweigt sich so hoch und dick wie mancher Baum. Obwohl er krautig ist, sieht er doch mehr wie ein verholzter Strauch aus. Anspruchslos in Buschhecken wachsend, widersteht er jedem Abmähen oder Niedertrampeln ohne einzugehen – Eigenschaften, die sich in der Blütenessenz widerspiegeln.

Dandelion, Taraxacum officinale, Löwenzahn

Schlüsselmerkmal: Befreiung von emotionaler Spannung – Satz 1
Es ist nicht erstaunlich, daß diese Essenz fast identisch mit Dandelion aus Kalifornien ist.

Fireweed, Epilobium angustifolium, Weidenröschen

Schlüsselmerkmal: Verjüngung und Erneuerung – Satz 1

Forget Me Not, Myosotis alpestris, Alpen-Vergißmeinnicht

Schlüsselmerkmal: Erinnerung an die frühere Unschuld – Satz 1

Foxglove, Digitalis purpurea, Roter Fingerhut

Schlüsselmerkmal: Erweiterte Einsicht – Satz 1

Digitalis ist in der allopathischen, der homöopathischen und der Kräuter-Medizin wegen seiner Wirkung auf das Herz wichtig. Die Beschreibung des Blütenheilmittels berührt diese Eigenschaft in der Hinsicht, daß eine Einschränkung der Gedankenwelt – die Einschränkung darauf, was wir akzeptieren wollen oder nicht – die Hauptquelle einer Bedrängnis des Herzens ist. Durch die Öffnung des Bewußtseins für die unterschiedlichsten Ideen wirkt die Essenz indirekt auf den gleichen Bereich.

Golden Corydalis, Corydalis aurea, Lerchensporn

Schlüsselmerkmal: Eingliederung und Anpassung – Satz 1

Grass of Parnassus, Parnassia palustris, Herzblatt

Schlüsselmerkmal: Den Körper mit Licht versorgen – Satz 2

Green Bells of Ireland, Molucella laevis

Schlüsselmerkmal: Erdverbundenheit – Satz 1

Green Bog Orchid, Platanthera obtusata, Kuckucks-Orchidee

Schlüsselmerkmal: Mit der Pflanzenwelt harmonieren – Satz 3

Green Fairy Orchid, Hammarbya paludosa

Schlüsselmerkmal: Einheit durch innere Ausgeglichenheit – Satz 3

Grove Sandwort, Moehringia lateriflora, Nabelmiere

Schlüsselmerkmal: Engere Beziehungen durch Gedankenaustausch – Satz 2

Hairy Butterwort, Campanula lasiocarpa, Glockenblume

Schlüsselmerkmal: Veränderung ohne Krise – Satz 3

Horsetail, Equisetum arvense, Ackerschachtelhalm

Schlüsselmerkmal: Entwickelt innere Kontaktfähigkeit – Satz 2

Horsetail ist eine uralte Pflanze, die schon vor der Periode der Dinosaurier auf unserem Planeten lebte. Man kann sie deshalb als ein Lebewesen betrachten, das länger als die meisten anderen unverändert mit der Erde verbunden ist. Sie ist ein Heilmittel für die Verbindung zwischen verschiedenen Bewußtseinsebenen.

Icelandic Poppy, Papaver icelandica, Isländischer Mohn

Schlüsselmerkmal: Spiritueller Glanz – Satz 1

Jacob's Ladder, Polemonium pulcherrimum, Himmelsleiter

Schlüsselmerkmal: Spirituelle Aufnahmefähigkeit – Satz 1

Labrador Tea, Ledum palustre, Porst

Schlüsselmerkmal: Sich auf sein eigenes Leben konzentrieren – Satz 1

Die Labrador Tea-Essenz ist in der Lage, die Energien von einem Stadium des Übergangs wieder ins Gleichgewicht zu bringen. Ledum wird in der Homöopathie als Heilmittel für Wunden verwendet, und es ist offensichtlich, wie seine Wirkung auf den Übergang von der Heilung der Entzündung zum Normalzustand mit der Wirkung der Blütenessenz auf den Geist korrespondiert.

Ladies' Tresses, Spiranthes romanzoffiana, Drehwurz

Schlüsselmerkmal: Starke Ausrichtung nach innen – Satz 3

Lady's Slipper, Cypripedium guttatum, Frauenschuh

Schlüsselmerkmal: Konzentrierte und zirkulierende Lebensenergie – Satz 1

Es ist empfehlenswert, diese Essenz mit den verwandten anderen Cypripedium-Heilmitteln, Lady's Slipper (Kalifornien) und Northern Lady's Slipper (Alaska) zu vergleichen.

Laceflower, Tiarella trifoliata

Schlüsselmerkmal: Selbstverständnis – Satz 2

Lamb's Quarters, Chenopodium album, Weißer Gänsefuß

Schlüsselmerkmal: Gleichgewicht zwischen Rationalität und Intuition – Satz 3

Monkshood, Aconitum delphinifolium, Eisenhut

Schlüsselmerkmal: Bewußtsein der eigenen Einmaligkeit – Satz 1

Die Arten der Gattung Aconitum sind sehr schöne, aber hochgiftige Angehörige der Familie Ranunculaceen (Hahnenfußgewächse). Der Name leitet sich von der Form der Blüte her, die einer Mönchskappe bzw. einem Ritterhelm ähnelt. Als homöopathisches Heilmittel findet es Verwendung gegen eine große, durch ein akutes Trauma ausgelöste Angst und vor allem zum Zeitpunkt des herannahenden Todes. Der Aconitum-Patient wird sich gegen Kontakte wehren, so als wäre die Aufrechterhaltung der Isolierung die einzige Hoffnung, dem kompletten Untergang zu entgehen. Die Blütenessenz wirkt auf subtile Art gegen diese Form von Angst, die zu einem ausgeprägten Bedürfnis nach Absonderung von anderen führt, als hinge die eigene Unversehrtheit davon ab, was letztlich in Einsamkeit und Verarmung endet.

Moschatel, Adoxa moschatellina, Bisam- oder Moschus-Kraut

Schlüsselmerkmal: Entwickelt ein Gefühl für die Pflanzenwelt – Satz 3.

Mountain Wormwood, Artemisia tilesii, Beifuß

Schlüsselmerkmal: Verzeiht alte Kränkungen – Satz 2

Northern Lady's Slipper, Cypripedium passerinum, Frauenschuh

Schlüsselmerkmal: Wiedervereinigung von Körper und Geist – Satz 3

Northern Twayblade, Listera borealis, Zweiblatt

Schlüsselmerkmal: Bewußtheit des Lichts innerhalb einer Ordnung – Satz 3

One-sided Wintergreen, Pirola secunda, Nickendes Wintergrün

Schlüsselmerkmal: Schaffung angemessener Grenzen – Satz 3

Opium Poppy, Papaver somniferum, Schlafmohn

Schlüsselmerkmal: Aktivität und Ruhe zur Übereinstimmung bringen – Satz 2

Die Wirkung von Opium als Droge ist allgemein bekannt. Im 19. Jahrhundert war sie bei Künstlern sehr beliebt, denen sie zweierlei ermöglichte: einerseits die Flucht aus den Mühen des Alltagslebens und andererseits die Anregung der erlahmenden Phantasie (in ähnlicher Weise wie LSD in den 70er Jahren dieses Jahrhunderts). Unglücklicherweise trägt Opium in dieser Form aber auch dazu bei, die Spaltung der Persönlichkeit zu verstärken – in Gut und Böse –, wie es von Schriftstellern von Stevenson bis Huxley beschrieben worden ist. Als homöopathisches Heilmittel wird Opium bei Zuständen tiefer Zerrissenheit eingesetzt, wenn der Geist sich sowohl vom Inneren als auch vom Äußeren losgelöst hat. Die Blütenessenz behandelt diese Zustände auf einer höheren Ebene, sie heilt die Spaltung, so daß man es als beruhigend und aufmunternd empfindet, in voller Einheit und Sicherheit handeln zu können – voll in der Gegenwart.

Paper Birch, Betula papyrifera, Birke

Schlüsselmerkmal: Klarheit des Zieles – Satz 1

Pineapple Weed, Matricaria matricariodes, Kamille

Schlüsselmerkmal: Distanziertes Bewußtsein – Satz 2

Prickly Wild Rose, Rosa acicularis, Rose

Schlüsselmerkmal: Couragierte Anteilnahme am Leben – Satz 1
Diese Essenz steht in engem Zusammenhang mit Wild Rose (Bach) und California Wild Rose (Kalifornien). Wenn alle drei verfügbar sind, lohnt sich ein sorgfältiger Vergleich.

River Beauty, Epilobium latifolium, Weidenröschen

Schlüsselmerkmal: Gefühlsmäßige Erholung und Wiederbelebung – Satz 2

Round-leaved Sundew, Drosera rotundifolia, Rundblättriger Sonnentau

Schlüsselmerkmal: Abwenden einer Selbstaufgabe – Satz 3

Shooting Star, Dodecathon frigidum

Schlüsselmerkmal: Verständnis für kosmischen Ursprung und irdische Ziele – Satz 3

Single Delight, Moneses uniflora

Schlüsselmerkmal: Heilt das Gefühl von Verlassenheit – Satz 2

Sitka Burnet, Sanguisorba stipulata, Wiesenknopf

Schlüsselmerkmal: Vollkommenheit auf allen Ebenen – Satz 3

Sitka Spruce Pollen, Picea sitchensis, Sitka-Fichte-Pollen

Schlüsselmerkmal: Zeitlosigkeit und gegenwärtiges Handeln – Satz 3
Vergleiche mit Black Spruce (oben) und White Spruce (unten). Die drei Spruce-Heilmittel sind sich ziemlich ähnlich, wenn auch jedes einzelne eigenständig ist. Zusammen bilden sie einen interessanten Set, mit dem man einige weitreichende Probleme angehen kann.

Spiraea, Spiraea beauverdiana, Spierstrauch

Schlüsselmerkmal: Uneingeschränkte Annahme von Unterstützung – Satz 1

Sticky Geranium, Geranium erianthum, Storchschnabel

Schlüsselmerkmal: Losgelöst werden – Satz 2

Viele Essenzen beziehen sich auf die Vorstellung des »Steckengebliebenseins«. Es ist in der Tat so, wie ich es viele Seiten weiter vorn bereits geschrieben habe: Die den Blütenessenzen zugrundeliegende Idee ist das Los- oder Ablösen von irgend etwas. Diese Essenz hat Ähnlichkeit mit dem Bereich, auf den sich Hornbeam bezieht, dieses Gefühl, nicht in Schwung zu kommen und bleierne Füße zu haben. Bei Geranium liegt es aber auf einer fundierteren Ebene. Sie ähnelt auch in gewisser Weise Red Grevillea (Australischer Busch): Im Leben bewegt sich nichts mehr, es fehlt jede Zukunftsperspektive.

Soapberry, Sheperdia canadensis

Schlüsselmerkmal: Harmonisierung der persönlichen und der planetarischen Kräfte – Satz 3

Sphagnum Moss, Sphagnum spec., Torfmoos

Schlüsselmerkmal: Wahrnehmen ohne Meinungsbildung – Satz 3

Sunflower, Helianthus annuus, Sonnenblume

Schlüsselmerkmal: Ausgewogenheit für das Maskuline – Satz 2

Sweetgale, Myrica gale, Gagel

Schlüsselmerkmal: Auflösung emotionaler Spannungen im Innersten – Satz 2

Sweetgrass, Heirochloe odorata

Schlüsselmerkmal: Ätherische Reinigung und Vollendung – Satz 3

148

Tamarack, Larix laricina, Lärche

Schlüsselmerkmal: Selbstvertrauen aufgrund der eigenen Fähigkeiten – Satz 2

Diese Essenz ist eng verbunden mit Bachs Larch. Die Person, die Tamarack benötigt, ist zwar im großen und ganzen selbstsicherer und positiver als der Larch-Typ, empfindet die Essenz aber als Hilfe bei vorübergehenden Belastungen, die sie aus dem Gleichgewicht bringen könnten.

Tundra Rose, Potentilla fruticosa, Fingerkraut

Schlüsselmerkmal: Lebensfreude – Satz 2

Dieser hübsche Strauch ist in allen Gärten der nördlichen Hemisphäre zu finden.

Tundra Twayblade, Listera cordata, Kleines Zweiblatt

Schlüsselmerkmal: Heilung von Grundelementen – Satz 3

Twinflower, Linnaea borealis, Moosglöckchen

Schlüsselmerkmal: Klarheit der Verständigung – Satz 1

White Fireweed, Epilobium angustifolium, Wald-Weidenröschen

Schlüsselmerkmal: Tiefgreifende emotionale Heilung – Satz 3

White Spruce, Picea glauca, Fichte

Schlüsselmerkmal: Weisheit und innere Harmonie – Satz 2

White Violet, Viola renifolia, Veilchen

Schlüsselmerkmal: Sich öffnen für Gottvertrauen – Satz 2

Wild Iris, Iris setosa, Schwertlilie

Schlüsselmerkmal: Freisetzung von schöpferischen Kräften – Satz 1

Wild Rhubarb, Polygonum alaskanum, Knöterich

Schlüsselmerkmal: Den Weg vom Herzen zum Verstand freimachen – Satz 3

Willow, Salix bebbiana, Weide

Schlüsselmerkmal: Geistige Beweglichkeit und Spannkraft – Satz 1

Yarrow, Achillea borealis, Garbe

Schlüsselmerkmal: Stärkung der inneren Ausstrahlung – Satz 1

Yellow Dryas, Dryas drummondii, Silberwurz

Schlüsselmerkmal: Stärke der Persönlichkeit und der Individualität – Satz 2

9. Exotische und einheimische Blütenessenzen

Die Entwicklung neuer Blüten-Heilmittel scheint einen unaufhaltsamen Impuls erhalten zu haben. Zusätzlich zu den in den vorausgegangenen Kapiteln beschriebenen Gruppen gibt es viele, die bisher noch wenig bekannt sind, die aber in der Zukunft zu der gleichen, wenn nicht sogar größeren Bedeutung gelangen könnten. Eine auch nur einigermaßen detaillierte Darstellung aller verfügbaren Heilmittel würde dieses Buch sehr viel umfangreicher machen, deshalb sind in diesem Kapitel nur einige verfolgenswerte Gruppen kurz beschrieben. Ich beginne mit Heilmittel-Sets, die nach Dr. Bachs Zeit in England entwickelt wurden und bespreche anschließend einige aus exotischen Gebieten.

DIE BAILEY-BLÜTENESSENZEN

Herkunft

Die Bailey-Blütenessenzen sind das Werk von Arthur Bailey, Ph.D., einem früheren Dozenten der Elektronik und Elektrotechnik an der Universität von Bradford. Er begann aus wissenschaftlicher Neugier, das Arbeiten mit dem Pendel zu untersuchen und war sowohl beunruhigt als auch fasziniert, als er feststellte, daß es funktionierte. Er war einer der Präsidenten und wissenschaftlichen Berater der Britischen Gesellschaft der Wünschelrutengänger (British Society of Dowsers). Als er anfing, die Bach-Heilmittel zu benutzen, entwickelte er bald einige Fertigkeit darin, sie mit dem Pendel auszuwählen. Das brachte ihn auf die Idee, mit Hilfe dieser Methode weitere heilende Pflanzen zu suchen. Er entdeckte tatsächlich auf diese Weise, aber auch durch direkte Intuition, eine Reihe neuer Heilmittel. Aus einer anfänglichen Gruppe von sechs wurden allmählich 45. Da sie mit dem Pendel entdeckt worden waren, dauerte es einige Zeit, bis ihre genauen heilenden Eigenschaften feststanden. Sie wurden vorwiegend erarbeitet, indem für einen Patienten mittels Pendel ein Heilmittel ausgewählt und dann die Beschreibung anhand des Zustands des erfolgreich behandelten Patienten erstellt wurde. Dr. Bailey entwickelte ursprünglich die Heilmittel aus reinem Interesse nur für den eigenen Bedarf, wurde aber schließlich durch die anhaltenden Nachfragen von anderen Behandlern dazu überredet, sie allgemein zugänglich zu machen. Er veröffentlichte ein kleines Handbuch mit den Beschreibungen der Heilmittel und »Dowsing for Health« (Pendeln für die Gesundheit), ein Buch über den Gebrauch des Pendels in der Klinik; er plant ein umfangreicheres Werk über die Heilmittel und ihre Herstellung herauszubringen.

Die Heilmittel

Die meisten Bailey-Essenzen werden aus Blüten gewonnen, einige stammen allerdings auch von anderen Teilen der entsprechenden Pflanzen. In den meisten Fällen wird die Sonnenmethode mit auf dem Wasser schwimmenden Blüten angewendet. Ist das Material für diese Methode ungeeignet, dann benutzt Bailey einen Alkoholaufguß, den er für befriedigender hält als die Kochmethode. Einige der Heilmittel werden aus Pflanzen gemacht, die auch für andere Essenzen oder in der Homöopathie verwendet werden. Die Beschreibungen dieser Essenzen stimmen im allgemeinen mit denen ihrer Gegenstücke aus anderen Gruppen nicht überein, und ich weiß nicht, ob die Luft, der Boden oder Yorkshire für die extremen Unterschiede verantwortlich sind.

Verordnen der Bailey-Essenzen

Dr. Bailey erklärt, daß die Bailey-Essenzen nicht nur verträglich mit den Bach-Heilmitteln, sondern auch eine Ergänzung für sie sind, daß also beide Gruppen unbedenklich zusammen angewendet werden können. Viele der Beschreibungen ähneln denen aus der Bach-Serie, aber mit einem detaillierteren Schwerpunkt, so als wäre ein Detail aus Bachs Darstellung herausvergrößert. Bailey verordnet vorzugsweise mit Hilfe von Pendeln, die Heilmittelbeschreibungen sind aber so ausführlich, daß ein erfahrener Benutzer sie auch nach der Interviewmethode erfolgreich verordnen kann. Dr. Baileys Buch »The Bailey Flower Essences« ist Pflichtlektüre für jeden, der sich mit seinen Essenzen befassen will. Die folgenden »Schlüsselmerkmale« sind meine unzulängliche Wiedergabe von Dr. Baileys gewandten Beschreibungen. Die angefügten Bemerkungen konzentrieren sich auf Vergleichspunkte innerhalb der Gruppe und mit anderen Gruppen.

Bistort, Polygonum bistorta, Wiesen-Knöterich

Schlüsselmerkmal: Unterstützung bei Veränderung
Diese Essenz scheint den gleichen Bereich wie Walnut (Bach) abzudecken, nur intensiver. Sie ist besonders geeignet bei Veränderungen, die großen Schmerz und Ängste hervorrufen.

Blackthorn, Prunus spinosa, Schwarzdorn / Schlehe

Schlüsselmerkmal: Verzweiflung
Steht Sweet Chestnut nahe, aber mit besonderer Eignung für den Rock-Water-Typ.

Bluebell, Hyacinthoides non scripta

Schlüsselmerkmal: Eigenliebe, Selbstachtung

Bog Asphodel, Narthecium ossifragum, Ährenlilie

Schlüsselmerkmal: Der willige Sklave: Er stimmt seine eigenen Bedürfnisse mit denen der anderen ab.
Diese Essenz ist sehr komplex. Im Vergleich mit Bach-Heilmitteln betrifft sie Centaury, Vervain und Rock Water. Sie ist ein wichtiges Heilmittel für Therapeuten, aber auch für alle, die der Idee verfallen sind, die Welt verbessern zu müssen.

Bracken, Pteridium aquilinum (Alkoholextrakt), Adlerfarn

Schlüsselmerkmal: Erwachsene Kinder, Abhängigkeit

Bracken, Pteridium aquilinum (Wasserextrakt), Adlerfarn

Schlüsselmerkmal: Anerkennung des unterdrückten intuitiven Naturells

Butterbur, Petasites hybridus, Pestwurz-Hybride

Schlüsselmerkmal: Akzeptanz der persönlichen Stärke

Buttercup, Ranunculus acris, Scharfer Hahnenfuß

Schlüsselmerkmal: Zynismus

Ranunculus acris wird in der Homöopathie angewendet. Die wild vorkommende schöne Pflanze ist nicht nur sehr bitter, sondern auch giftig. Der dieser Essenz entsprechende Charakter gleicht jenem Wirtshaustyp, der immer Gelächter auslöst, indem er andere herabsetzt; selbst hat er kaum jemals etwas Beachtenswertes geleistet. Vergleicht man ihn mit Bachs Beech, dann stellt man fest, daß der Beech-Typ, obwohl er einen ziemlich negativen Eindruck macht, sich manchmal in ehrlicher Absicht kritisch äußert, Buttercup dagegen wendet sich an die Spur von offenkundiger Bosheit, die bei nicht wenigen von uns nur knapp unter der Oberfläche schlummert. Bei all dem unerfreulichen Verhalten ist doch der Täter der zuerst und am meisten betroffene Leidtragende – was allerdings das Überwinden der Gewohnheit nicht leichter macht. Der Buttercup-Typ befindet sich tatsächlich in einer Art Mephisto-Position. Er hat – fälschlicherweise – die Hoffnung auf sein Seelenheil aufgegeben und ist fest entschlossen, so viele wie möglich mit sich in den Abgrund zu ziehen, nicht in der Hoffnung auf Vergnügen, sondern – wie man so sagt – weil Elend Gesellschaft sucht. Es kann gefährlich werden, diesen Leuten zu nahe zu kommen, denn sie können sehr faszinierend sein. Aber wenn man es riskieren will – vielleicht ein oder zwei Tropfen Buttercup in ihr Bier?

Charlock, Sinapis arvensis, Ackersenf

Schlüsselmerkmal: Erwachsen werden – Verantwortung übernehmen

Diese Essenz wird aus der gleichen Pflanze hergestellt wie Dr. Bachs Mustard, und trotzdem ist sie mit einer so vollkommen unterschiedlichen Beschreibung ausgestattet, daß es sehr schwerfällt, eine eindeutige Verbindung zu sehen, es sei denn, man betrachtet den schwer zu verstehenden Trübsinn des Mustard-Typs als kindliches Verhalten. Die wichtigste Unterscheidung, die in dieser

Gruppe getroffen werden muß, ist die zwischen dem Charlock-Typ, der sich in der Art von Peter Pan sträubt, erwachsen zu werden, und dem Wasserextrakt-Bracken-Typ, dessen Zustand anhaltender Kindlichkeit von Eltern erzwungen wird, die ihre Kinder daran hindern, Erwachsene zu werden. Der eine handelt unverantwortlich, der andere wird betrogen.

Double Snowdrop, Galanthus nivalis »flore plena«, Schneeglöckchen

Schlüsselmerkmal: Lockert starre, autoritäre Haltung.

Early Purple Orchid, Orchis masculus, Manns- / Knabenkraut-Orchidee

Schlüsselmerkmal: Blockierung öffnen, Veränderung fördern

Da es sich bei den Blüten-Heilmitteln im wesentlichen um das Bewegen von Energien und die Förderung von Veränderungen handelt, kann diese Essenz als die »Masteressenz« in dieser Gruppe betrachtet werden, in der gleichen Weise wie Lotus bei den Himalaja-Blütenessenzen (siehe unten).

Firethorn, Pyracantha atlantioides, Feuerdorn

Schlüsselmerkmal: Ausgleichen von Energien, Stabilität

Flowering Currant, Ribes sanguineum, Johannisbeere

Schlüsselmerkmal: Aufgeben – weitermachen

Diese Essenz betrifft den gleichen Bereich wie Bachs Gorse, zeichnet aber vielleicht einen extremeren Zustand an der Grenze zu Sweet Chestnut.

Foxglove, Digitalis purpurea, Fingerhut

Schlüsselmerkmal: Verwirrung – Orientierung

Diese Beschreibung ähnelt annähernd den Beschreibungen in der kalifornischen Serie und in der Homöopathie. Sie stellt in etwas anderer Weise die Schwierigkeiten in der Beziehung zwischen dem Herzen und dem Verstand dar.

Hairy Sedge, Carex hirta, Behaarte Segge

Schlüsselmerkmal: Schlechtes Gedächtnis, Gleichgültigkeit
Wir tendieren dazu, unser Gedächtnis selektiv zu benutzen. Wir erinnern uns an erfreuliche Dinge und vergessen praktischerweise Dinge, die uns nicht gefallen oder mit denen wir nicht belastet werden wollen. In der Kindheit kann man dieses Spiel, wie andere auch, unbeschadet betreiben, aber wenn man es beim Älterwerden immer noch benutzt, könnte es zuviel werden. Gedächtnisschwäche im späteren Leben ist stark mit starren Lebensformen und Ansichten verbunden, denn das Ignorieren und Vergessen von widersprüchlichen Fakten ist die bequemste Art, einen rational nicht zu begründenden Standpunkt zu verteidigen. Für einen einsichtigen Patienten könnte diese Essenz, in Verbindung mit anderen, die Lösung sein, um in späteren Jahren dem geistigen Verfall vorzubeugen und ihn aufzuhalten.

Honesty, Lunaria annua, Stumpfes Silberblatt

Schlüsselmerkmal: Ehrenhaftigkeit (ehrlich!)

Leopardsbane, Doronicum pardalianches, Gemswurz

Schlüsselmerkmal: Bewältigung erwachender Empfindungen

Lesser Stitchwort, Stellaria graminea, Gras-Miere

Schlüsselmerkmal: Dies ist eine neue Essenz aus dem Jahr 1994, die Dr. Bailey folgendermaßen beschreibt: »Gegen Beherrschtwerden, z.B. für Menschen, deren Verhalten von sehr gefestigten Ideen oder von anderen Menschen beherrscht wird.«

Lilac, Syringa vulgaris »Massena«, Gemeiner Flieder

Schlüsselmerkmal: Zurückgebliebenes Wachstum
Man vergleiche mit Almond (Kalifornien).

Lily of the Valley, Convallaria majalis, Maiglöckchen

Schlüsselmerkmal: Eine weitere neue Essenz von 1994: »Gegen Verlangen. Für Menschen, die durch ihre Sehnsucht nach etwas

Unerreichbarem blockiert sind.« (Bailey Flower Essences News-letter)

Marigold, Calendula officinalis, Garten-Ringelblume

Schlüsselmerkmal: Materialismus, Skeptizismus

Diese Essenz eignet sich in besonderem Maße für Menschen, die über alles spotten, das nicht unmittelbar verständlich oder durch wissenschaftliche Fakten zu verifizieren ist. Die gegebene Beschreibung stimmt mit der (kalifornischen) Calendula-Persönlichkeit in ihrer Härte und Schärfe überein, und insofern, als diese aggressive Haltung aus Furcht vor den Folgen einer offeneren Reaktion eingenommen wird.

Marsh Thistle, Cirsium palustre, Sumpf-Kratzdistel

Schlüsselmerkmal: In der Vergangenheit befangen – Annahme von Veränderung

Das Charakteristikum ist nicht wie bei Honeysuckle (Bach) eine nostalgische Sehnsucht nach der Vergangenheit, sondern ein Bemühen, die Vergangenheit in der Gegenwart zu realisieren: um zu leben, »wie wir immer gelebt haben«, fixiert auf die gewohnte Routine, wie in einem Hamster-Laufrad, und voller Angst vor der Zukunft.

Milk Thistle, Sonchus oleraceus, Gemeine Gänsedistel

Schlüsselmerkmal: Öffnen der Seele

Monkshood, Aconitum napellus, Echter Eisenhut

Schlüsselmerkmal: Objektivität gegenüber der Vergangenheit

Vergleiche mit Monkshood (Alaska). Die Pflanze ist eine der großen Stützen der Homöopathie. Sie ist nahe verwandt mit dem alaskischen Monkshood. Auf den ersten Blick weicht die Beschreibung dieser Essenz stark von denen aus anderen Quellen ab, bei näherer Betrachtung ist jedoch eine Verwandtschaft sichtbar. Das homöopathische Aconite ist ein Heilmittel gegen die Angst, die bei Krankheiten in der Kindheit auftritt. Ein als Kind stark empfundenes Ereignis nimmt oft eine völlig unrealistische und unverhältnismäßige Form an, und so ergeht es auch den Gefühlen, die in diese Zeit zurückreichen. Von der Monkshood-Essenz wird berichtet, daß sie es ermöglicht, von diesen aus der Kindheit herrührenden übertriebenen Ängsten und Gefühlen loszukommen, und daß sie somit bei den Erwachsenen ein Gefühl der Freiheit und des Verstehens erzeugt.

Moss, Discranella heteromalla, Moos

Schlüsselmerkmal: Angst vor der inneren Dunkelheit

Nasturtium, Tropaeolum majus, Kapuzinerkresse

Schlüsselmerkmal: Leitet Veränderungen ein.

In dieser Serie hilft die Nasturtium-Essenz bei der Überwindung negativer Gefühle gegenüber Veränderungen. Eine Ähnlichkeit mit der kalifornischen Essenz von derselben Pflanze ist nicht offensichtlich, man kann jedoch die Angst vor Veränderung zu dem für die kalifornische Form beschriebenen Ungleichgewicht zwischen Gefühl und Intellekt in Beziehung bringen. Der Verstand braucht Ordnung und Kontrolle. Deshalb ist eine Veränderung beunruhigend für ihn, weil sie eine Periode der Unsicherheit mit sich bringt. Der Intellekt wird von uns gern als Förderer gesehen. Gerät er jedoch außer Kontrolle, kann sein Einfluß vernichtend sein, wie im Fall jener Wissenschaftler, die die Wirkung der Blütenessenzen nicht akzeptieren wollen, obwohl sie deren Erfolge sehen. Mit Nasturtium läßt sich das überwinden.

Oxalis, Oxalis ptychoclada, Sauerklee

Schlüsselmerkmal: Hals/Engpaß (im wörtlichen und im übertragenen Sinn)

Pine Cones, Pinus sylvestris, Sand-Kiefer-Zapfen

Schlüsselmerkmal: Gefangen, autoritätshörig – unabhängig

Diese Essenz hat eine interessante Beziehung zu Bachs Pine insofern, als Abhängigkeit und Unzulänglichkeit, die zu Autoritätsgläubigkeit (manchmal gegenüber dubiosen Figuren) führen, von Schuld- und Minderwertigkeitsgefühlen herrühren. Das Cone-

Heilmittel entspricht der Blütenbeschreibung, aber in etwas engerer und konzentrierterer Weise.

Pink Purslane, Montia sibirica, Sibirisches Quellkraut

Schlüsselmerkmal: Unvoreingenommenheit
   Vergleiche mit Bauhinia (Australischer Busch).

Red Clover, Trifolium pratense, Wiesen-Klee

Schlüsselmerkmal: Emotionaler Block: Balance von rechter und linker Gehirnhälfte

Rhododendron, Rhododendron ponticum, Rhododendron/Alpenrose

Schlüsselmerkmal: »Vernagelter« Mensch
   Für Menschen, die immer wieder versuchen, eine Tür aufzudrücken, obwohl ein Schild sagt »Ziehen«.

Scarlet Pimpernel, Anagallis arvensis, Roter Gauchheil

Schlüsselmerkmal: Zwangsvorstellung/Besessenheit – Freiheit

Siberian Spruce, Picea omorica, Omorika-Fichte

Schlüsselmerkmal: Anspruchsvoll

Single Snowdrop, Galanthus nivalis, Schneeglöckchen

Schlüsselmerkmal: Durchbruch

Soapwort, Saponaria ocymoides, Rotes Seifenkraut

Schlüsselmerkmal: Verwirrung

Solomon's Seal, Polygonatum verticillatum, Weißwurz/Salomons-Siegel

Schlüsselmerkmal: Geschäftiger Geist/Wichtigtuer
   Diese Essenz ist vergleichbar mit einer Mischung aus White Chestnut und Vervain: Der Geist immer übervoll, immer in aller

Eile um etwas bemüht, aber ohne viel Wirkung. Mit Hilfe der Essenz, so wird behauptet, kann man lernen, in Ruhe etwas zustande zu bringen.

Spring Squill, Scilla verna, Frühlings-Meerzwiebel/Blaustern

Schlüsselmerkmal: Einsamkeit nach der Lösung aus einer Bindung

Sumach, Rhus typhina, Essigbaum

Schlüsselmerkmal: Akzeptieren der eigenen Fähigkeiten

Thrift, Armeria maritima, Meeres-Grasnelke

Schlüsselmerkmal: Psychische Fähigkeiten auf den Boden der Realität stellen

Tufted Vetch, Vicia cracca, Vogel-Wicke

Schlüsselmerkmal: Klären der sexuellen Selbsteinschätzung

Valerian, Valeriana officinalis, Großer Baldrian

Schlüsselmerkmal: »Verlorenes Kind«

Welsh Poppy, Meconopsis cambrica

Schlüsselmerkmal: Verlust der Inspiration, »verhext« – Zurückfinden ins normale Leben

Witch Hazel, Hamamelis mollis, Japanische Zaubernuß

Schlüsselmerkmal: Anderen gefällig sein – Konzentration auf sich selbst
Vergleiche mit Rock Water (Bach).

Wood Anemone, Anemone nemorosa, Busch-Windröschen

Schlüsselmerkmal: Probleme mit dem Karma
Siehe auch Karmaessenzen auf Seite 174f.

Yew, Taxus baccata, Eibe

Schlüsselmerkmal: Auflösung von Verhärtung
Vergleiche mit Bauhinia (Australischer Busch).

Auch von Bailey gibt es drei Kombinations-Essenzen:

Kummer:

Sheep's Sorrel, Rumex acetosella, Kleiner Ampfer
Dog Rose, Rosa canina, Hunds-Rose
Yorkshire Fog, Holcus lanathus, Wolliges Honiggras
Trailing St. John's Wort, Hypericum humifusum, Johanniskraut

Gelassenheit:

Heath Bedstraw, Galium saxatile, Heide-Labkraut
Tree Mallow, Lavatera arborea, Malve
Fuji Cherry, Prunus incisa, Japanische Kirsche

Besessenheit:

Ragwort, Senecio, Kreuzkraut
Indian Balsam, Impatiens, Springkraut
Field Woundwort, Stachys arvensis, Acker-Ziest
Dieses neue Heilmittel wird im »Bailey Flower Essence Journal«, Nr. 1 (1994) beschrieben. Das Besessensein von fixen Ideen wird üblicherweise Bachs White Chestnut zugeordnet, aber auch Honeysuckle, Holly, Chestnut sind mit einbezogen, jedes für eine andere Gefühlslage. Dr. Baileys Aufsatz behandelt ganz speziell die Notwendigkeit, mit der plötzlichen, bestürzenden Leere des Geistes zurechtzukommen, weil sonst der Wunsch hervorgerufen wird, die ganze Unruhe wiederherzustellen. Viele Benutzer von White Chestnut stellen fest, daß trotz anfänglicher Wirkung des Heilmittels der Verstand seine Gewohnheit nicht aufgeben will, so daß die Besserung nicht anhält, wenn man nicht gewillt ist, bewußt an einer Änderung des Gedankenschemas zu arbeiten. Da ständige Veränderungen derartige Bemühungen notwendig machen, könnte die neue Essenz sie ein wenig erleichtern.

GREEN MAN ESSENZEN (SIMON LILLEY)

Simon Lilley ist ein weiterer »englischer Unabhängiger«, der in der Nachfolge von Dr. Bach durch eigene Intuition Essenzen findet. Seine Essenzen stammen von 74 auf den Britischen Inseln vorkommenden Bäumen. Er bietet »männliche« und »weibliche« Formen an, wenn die Bäume getrenntgeschlechtig sind, d.h. sie produzieren getrennte männliche und weibliche Blüten. Viele seiner Baumessenzen kommen von Arten, die auch in der Bach-Serie vorkommen. Mit Ausnahme von Elm weichen die Beschreibungen jedoch stark voneinander ab.

Green Man produziert auch aus 26 Kräutern Blütenessenzen, von denen einige sich mit kalifornischen und Bailey-Gruppen überschneiden, andere aber sind einmalig.

Einige dieser Essenzen haben bis jetzt noch keine Beschreibungen oder Schlüsselmerkmale, sie können deshalb nicht mit Hilfe der Interviewmethode verordnet werden, sondern müssen mit der Kinesiologie-, der Pendel- oder einer intuitiven Methode ausgewählt werden.

Alle Green-Man-Essenzen können in der üblichen Tinkturform geliefert werden, in nicht-alkoholischer Lösung oder in homöopathischen Potenzen. Sie haben bei professionellen Behandlern einen guten Ruf wegen ihrer hervorragenden Qualität und Wirksamkeit. Die im folgenden mit den Baumnamen aufgeführten Schlüsselmerkmale stammen von Simon. Er liefert gern weitere Informationen.

– Alder, Erle: »Befreiung«
– Apple, Apfel: »Entgiftung«
– Ash, Esche: »Stärke«
– Bay, Lorbeer: »Energie«
– Beech, Buche: »Sorglosigkeit«
– Bird Cherry, Traubenkirsche: »Sinnlichkeit«
– Black Poplar, Schwarz-Pappel: »Zuverlässigkeit«
– Blackthorn, Schlehe: »Kreislauf«
– Birch, Birke: »Schönheit«
– Box, Buchsbaum: »Klarheit«
– Catalpa, Trompetenbaum: »Freude«

- Cherry Laurel, Kirsch-Lorbeer: »Ausgeglichenheit des Gemüts«
- Cherry Plum, Kirsch-Pflaume: »Vertrauen«
- Copper Beech, Blut-Buche: »Depression«
- Crack Willow, Bruch-Weide: »Spirituelles Glück«
- Elder, Schwarzer Holunder: »Selbstwert«
- Elm, Ulme: »Enthusiasmus«
- Field Maple, Feld-Ahorn: »Kummer«
- Gean, Wild Cherry, Wild-Kirsche: »Besänftigung«
- Giant Redwood, Mammutbaum: »Last der Verantwortung«
- Glastonbury Thorn, Glastonbury Weißdorn: »Außer Gefahr«
- Gorse, Stechginster: »Integration«
- Great Sallow, Große Salweide: »Seele/Gemüt«
- Hawthorn, Weißdorn: »Liebe«
- Hazel, Haselnuß: »Fähigkeiten«
- Holly, Stechpalme: »Macht des Friedens«
- Holm Oak, Steineiche: »Negative Gefühle«
- Hornbeam, Weiß- oder Hainbuche: »Richtiges Handeln«
- Italian Alder, Italienische Erle: »Beschützter Frieden«
- Ivy, Efeu: »Angst«
- Judas Tree, Judas-Baum: »Channelling«
- Laburnum, Goldregen: »Entgiftung«
- Larch, Lärche: »Erklärungsbereitschaft«
- Lawson Cypress, Lawson Zypresse: »Der Pfad«
- Leyland Cypress, Leyland Zypresse: »Freiheit«
- Lilac, Flieder: »Rückgrat haben«
- Lucombe Oak, Lucombe Eiche: »Kreative Energie«
- Magnolia, Magnolie: »Ruhelosigkeit«
- Manna Ash, Manna Esche: »Selbstgenügsamkeit«
- Mimosa, Mimose: »Empfindungsfähigkeit«
- Monterey Pine, Monterey Kiefer: »Folgerichtigkeit«
- Norway Maple, Norwegischer Ahorn: »Heilende Liebe«
- Oak, Eiche: »Offenbarung«
- Pear, Birne: »Heiterkeit«
- Persian Ironwood, Persisches Eisenholz: »Entfremdung«
- Pine, Kiefer: »Verständnis«
- Pittespora: »Mit sich selbst nicht einig«
- Plane, Platane: »Gute Urteilskraft«
- Plum, Pflaume: »Befähigung«

– Privet, Liguster: »Alte Wunden«
– Red Chestnut, Roß-Kastanie: »Sorge um andere«
– Red Oak, Rote Eiche: »Praktische Hilfe«
– Rowan, Eberesche: »Natur«
– Silver Maple, Silber-Ahorn: »Launen«
– Spindle, Pfaffenhütchen: »Selbstintegration«
– Stag's Horn Sumach, Stag's Horn Essigbaum: »Meditation«
– Strawberry Tree, Erdbeerbaum: »Stille«
– Sweet Chestnut, Eß-Kastanie: »Das Jetzt«
– Sycamore, Berg-Ahorn: »Erhellung«
– Tamarisk, Tamariske: »Das Feuer der Umwandlung«
– Tree Lichen, Baum-Flechten: »Weisheit«
– Tree of Heaven, Lebensbaum: »Himmel auf Erden«
– Tulip Tree, Tulpenbaum, »Spirituelle Nahrung«
– Viburnum, Schneeball: »Beruhigung«
– Weeping Willow, Trauerweide: »Das Ich«
– White Poplar, Silber-Pappel: »Neuer Anfang«
– White Willow, Silber-Weide: »Das wahre Ich«
– Whitebeam, Mehlbeere: »Feen, Elfen«
– Yellow Buckeye, Gelbe Roß-Kastanie: »Vernichtung«
– Yew, Eibe: »Schutz, Sicherheit«

Die Crystal-Herbs-(Shimara-)Essenzen

Shimara ist ein weiteres »Channelling«, das »John« erfuhr und es ist der Ursprung vieler kalifornischer Essenzen (siehe Kap. 6). Die Essenzen, die von Crystal Herbs (übersetzt »Kristall-Kräuter«) in England hergestellt werden, stammen jedoch nicht von der kalifornischen Serie ab. Es gibt zwar viele, die ähnlich sind, aber auch einige einmalige, oder zumindest haben sie unterschiedliche Beschreibungen.

Die Ähnlichkeiten sind jedoch so groß, daß ich davon absehe, hier eine detaillierte Liste aufzuführen. Crystal Herbs und die Verkaufsstelle in London, Yantra, geben einen ausführlichen Katalog heraus.

DIE PERELANDRA-BLÜTENESSENZEN AUS VIRGINIA

Die Virginia-Essenzen von der Ostküste der USA sind eine weitere große Gruppe der amerikanischen Essenzen. In Charakter und Anwendungsbereich sind sie dem kalifornischen Set weitgehend ähnlich. Die Essenzen und einschlägige Bücher und Informationen sind in England von der FGRA (Flower and Gem Remedy Association) erhältlich. Der hier zur Verfügung stehende Platz erlaubt keine detaillierte Beschreibung oder Vergleiche mit anderen Gruppen.

DIE BAUM- UND BLÜTENESSENZEN AUS DEM HIMALAJA

Zur Zeit besteht großes Interesse an Blütenessenzen aus tropischen, subtropischen und äquatorialen Gebieten. Die erste dieser Gruppen, die eine breite Aufmerksamkeit erregte, waren die der Himalaja-Essenzen. Sie bilden eine einzigartige Essenzengruppe mit nur wenigen botanischen Überschneidungen mit anderen Gruppen. Einige der Heilmittel-Charakteristika sind wirklich einzigartig – andere überschneiden sich mehr oder weniger mit Australischen und besonders mit Kalifornischen Essenzen. Wie zu erwarten, wird das Göttliche und das Profane in gleichem Maß in den Mittelpunkt gestellt, mit starker Betonung der Vermenschlichung, der Konzentration der Gefühle und der spirituellen Sehnsucht im Inneren. Sie sind im Folgenden mit kurzen Schlüsselmerkmalen als Verweisstellen sowie mit Hinweisen für Vergleiche mit anderen Heilmitteln aufgeführt.

Ashoka Tree

Schlüsselmerkmal: Führt von Kummer zu Freude.
   Vergleiche mit Waratah (Australischer Busch) und Bleeding Heart (Kalifornien).

Bougainvillea, Bougainvillea

Schlüsselmerkmal: Zusammenhang mit einem höheren Ziel

Cannon Ball Tree (weiblich)

Schlüsselmerkmal: Negative Einstellung zu Sex
  Vergleiche mit Alpine Lily (Kalifornien).

Christ's Thorn, Christusdorn

Schlüsselmerkmal: Sühne einer Schuld
  Vergleiche mit Sturt Desert Rose (Australischer Busch).

Day Blooming Jessamine, Jasmin

Schlüsselmerkmal: Sühne durch Leiden
  Vergleiche Penstemon (Kalifornien).

Indian Mulberry, Indischer Maulbeerbaum

Schlüsselmerkmal: Gruppenhaß – Versöhnung

Ixora

Schlüsselmerkmal: Beziehungen wiederaufleben lassen
  Vergleiche mit Wedding Bush (Australischer Busch).

Lotus, Lotosblume

Schlüsselmerkmal: Befreiung des Geistes – die Meister-Essenz

Malabar Nut Tree

Schlüsselmerkmal: Gefühl der Überlegenheit/Vorurteil – Integration

Neem, Neembaum

Schlüsselmerkmal: Übertriebene Vergeistigung – Zentrierung in der Seele

Nilgiri Longy Plant

Schlüsselmerkmal: Vermenschlicht Beziehungen zwischen Lehrern und Schülern.

Pagoda Tree, Sophora

Schlüsselmerkmal: Verbindung von Sex und Liebe
   Vergleiche mit Hibiscus (Kalifornien), Wisteria (Australischer Busch).

Parval

Schlüsselmerkmal: Religiöser Fanatismus – Aufgeschlossenheit des Herzens
   Vergleiche mit Rock Water (Bach).

Peacock Flower

Schlüsselmerkmal: Rehabilitation

Pill Bearing Spurge, Wolfsmilch

Schlüsselmerkmal: Neigung zu Unfällen – Unmut

Red Hibiscus, Roter Hibiscus

Schlüsselmerkmal: Emotionale Wärme

Red Silk Cotton Tree

Schlüsselmerkmal: Spirituelle Reinheit – meidet falsche Gurus.

Rippy Hillox Plant

Schlüsselmerkmal: Negative Einstellung zu Sex

Slow Match Tree

Schlüsselmerkmal: Versöhnung in einer Beziehung

Swallow Wart

Schlüsselmerkmal: Disharmonie im Unterbewußtsein

Tassel Flower, Salde

Schlüsselmerkmal: Vergebung bei Familienzwist
 Vergleiche mit Dagger Hakea (Australischer Busch).

Teak Wood Tree, Teakholzbaum

Schlüsselmerkmal: Erfrischt den Geist in fortgeschrittenem Alter.

Torroyia Roshi Plant

Schlüsselmerkmal: Umweltbewußtsein

Water Lily, Seerose

Schlüsselmerkmal: Sinnlichkeit

White Coral Tree, Weißer Korallenbaum

Schlüsselmerkmal: Engstirnigkeit
 Vergleiche mit Slender Rice Flower (Kalifornien).

Yellow Silk Cotton Tree

Schlüsselmerkmal: Befreiung von Machtgier

ORCHIDEEN-ESSENZEN VOM AMAZONAS UND ENDEMISCHE ESSENZEN AUS HAWAII

Die Orchideen-Essenzen vom Amazonas werden aus seltenen epiphytischen Orchideen hergestellt, die hoch in den Kronen der Bäume im Amazonas-Regenwald wachsen. Die endemischen Essenzen aus Hawaii werden aus Blüten gewonnen, die auf den Hawaiischen Inseln endemisch sind, d.h. sie kommen wild ausschließlich dort vor. Diese beiden Gruppen sind relativ neu, Informationen über sie sind zum gegenwärtigen Zeitpunkt noch spärlich. Sie sind bei der FGES in England erhältlich, die auch in der Lage ist, über diese und andere neue Entwicklungen Informationen zu liefern.

10. Jenseits der Grenzen

Wie bereits zu Anfang dieses Buches dargelegt wurde, gehören die Blütenessenzen unter den allgemeinen Begriff der Schwingungsmedizin. Seit kurzem werden die Schwingungsprinzipien auch zur Schaffung von Essenzen nicht-pflanzlichen Ursprungs angewendet, wie im Folgenden beschrieben wird. Sie repräsentieren ohne Zweifel einen der abgelegeneren Bereiche der Naturheilmethoden, und für manchen mag hier die Glaubwürdigkeit überschritten werden. Jedem, der diesen Einwand vertritt, kann ich versichern, daß ich vor 15 Jahren nichts dieser Art auch nur vorübergehend gebilligt hätte, denn ich hielt mich für ein äußerst rationales Wesen, extrem unempfänglich für alles Nebulose. Aber eine Erfahrung reihte sich an die andere, und ich bin mir nicht mehr so sicher, was wirklich und was nicht wirklich ist. Ich habe so viele außergewöhnliche Dinge gesehen, die negativen »wissenschaftlichen« Kritiken standgehalten haben, daß heute meine erste Reaktion auf neue Ideen lautet: »Warum nicht?« Darüber hinaus ist es für mich keine Frage des Glaubens oder Nichtglaubens, ich möchte einfach nur Ergebnisse beobachten – und ich habe viele sehr interessante Ergebnisse mit den unwahrscheinlichsten Verfahren gesehen. Im Folgenden werden die Beschreibungen der Essenzen vorgestellt, entsprechend dem Wert, den ihnen die Informationsquelle beimißt, nicht um geglaubt oder nicht geglaubt zu werden, sondern um, je nach Interesse, ausprobiert und angewendet zu werden oder nicht. Die Erklärungen der theoretischen Grundlagen dieser Techniken finden die Zustimmung derer, die mit diesen Methoden arbeiten. Sie sind vielleicht nicht in Übereinstimmung mit anerkannten wissenschaftlichen Denkweisen.

LICHTESSENZEN

Die Anwendung von Licht und Farbe als Heilmittel ist eine gut eingeführte Methode. Das ist nicht weiter verwunderlich, denn, wie ich bereits im Kapitel »Einleitung« besprochen habe, ist alle

Materie Energie und alles Leben hat seinen Ursprung in der Energie des Lichtes. Den Körper oder auch nur die Augen in Licht zu baden, ist eine bekannte und wirksame Therapie, und es wurden einige Techniken entwickelt, die die Wellenlängen der einzelnen Farben für spezifische Heilungszwecke verwenden. Unter den Farbenheilern verschiedenster Herkunft herrscht weitgehende Übereinstimmung über die Bedeutung und Wirksamkeit der verschiedenen Farben. Hier stellt sich die Frage nach der wirkungsvollsten Weise, sich diese Energien nutzbar zu machen.

Die angewendeten Techniken umfassen:

– Das Baden des Körpers in Farblicht, nackt oder in leichter, weißer Bekleidung.

– Farblicht direkt mit den Augen aufnehmen.

– Den Körper dem Sonnenlicht aussetzen, die gefärbte Kleidung (vorzugsweise aus Seide) wirkt dabei als Filter.

– Das Sonnenlicht und gefärbte Filter werden dazu genutzt, Wasser oder andere Flüssigkeiten mit Energie zu laden und so Essenzen herzustellen.

Obwohl auch andere Techniken wirksam sind, stoßen sie doch an praktische Grenzen. Alle Gründe, die in Kapitel 1 für die Anwendung von Essenzen als Therapiemittel im allgemeinen angeführt werden, treffen noch verstärkt auch für Lichtessenzen zu. Man kann mit Recht behaupten, daß Wasser der sicherste und effektivste Träger ist, von dem jede Form von Energie in ein System aufgenommen werden kann, ganz abgesehen von der Annehmlichkeit, einen Regenbogen in einer Flasche (oder besser noch in einer kleinen Flaschenkollektion) zu haben.

Lichtessenzen werden von Simon Lilley (Green Man Essences) und einigen anderen Herstellern zubereitet. Simon Lilley bietet als speziellen Service an, nach schriftlicher oder telefonischer Beratung eine für die besondere Situation geeignete Lichtessenzen-Mischung zusammenzustellen.

Wer sich seine Lichtessenzen selbst herstellen möchte, kann von Hygiea Studios mundgeblasene Filtergläser für das gesamte Spektrum in den einzelnen Spektralfarben beziehen. Das geeignete

Farbfilter wird auf einen Wasserbehälter gelegt, der dann einige Stunden in hellstem Sonnenlicht stehen sollte. Man kann auch die kommerziell hergestellten Plastik-Farbfilter benutzen, wie sie z.B. von Strand Lighting in einem breiten Farbensortiment, einschließlich der reinen Spektralfarben, angeboten werden.

Die Grundfarben und ihre Zuordnungen sind die folgenden:

– Magenta: Veränderung
– Rot: Energie
– Orange: Freude
– Gelb: Klarheit, Urteilsvermögen
– Grün: Ausgeglichenheit, Ruhe
– Blau: Unempfindlichkeit, Kommunikation
– Indigo: Entspannung, Empfindung
– Violett: Würde, Befreiung von starker Spannung
– Rosa: Liebe
– Weiß: Verwandlung
– Ultra-Violett: Kosmische Verbindungen

Weitere Ausführungen über diese Ideen und die Anwendung dieser Energien kann man in allen Büchern über Farbtherapie finden. Einige davon sind im Literaturverzeichnis aufgeführt.

KRISTALL- UND EDELSTEINELIXIERE

In der Kristall- oder Edelsteintherapie wird das der Licht- und Farbtherapie zugrundeliegende Argument noch einen Schritt weitergeführt. Edelsteine sind extrem dichte Mineralien, die durch außerordentliche Kräfte von Hitze und Druck entstanden sind, mit anderen Worten, sie sind tatsächliche Abbilder verfestigter Energie. Sie sind durchscheinend und verschieden gefärbt. Das einen Edelstein durchdringende Licht kann also das der Farbe entsprechende Energiemuster aufnehmen, das seinerseits durch das speziell strukturierte Energiemuster des Steins angereichert ist.

In meinen jüngeren Jahren war Kristalltherapie eine von den Ideen, die ich mit besonderem Hohn und Spott bedachte. Später begegnete ich dann der heilenden Kraft der Edelsteine und lernte die Kunst des Arbeitens mit Kristallen so wie jede andere Arbeit zu respektieren.

Edelsteinessenzen oder -elixiere können mit der gleichen Methode wie gewöhnliche Lichtessenzen hergestellt werden, und es gibt gute Gründe dafür, sie zu bevorzugen. Zuverlässige Farbfilter können preiswert hergestellt werden, aber außergewöhnliche, qualitätvolle Edelsteine sind selten und teuer und können nicht vervielfältigt werden. Man kann also, indem man die Essenzmethode zur Übertragung ihrer Energie anwendet, die Kraft seltener und wunderbarer Edelsteine weiteren Kreisen zugänglich machen, als mit jeder anderen Methode.

Die Schwierigkeit dieses Gebiets ist möglicherweise der Nachweis der Eigenschaften, was ein weites Feld einerseits für Scharlatanerie ist, andererseits aber auch für Tatsachen. Kinesiologie, Pendeln, Intuition und Channeling von Informationen haben Beiträge für eine grundlegende »Datenbank« über angewendete Edelsteine geliefert, bestärkt durch die Rückmeldung von Behandlern sowie Patienten.

Edelsteinessenzen können von einer Reihe von Herstellern bezogen werden. Ich empfehle aber nachdrücklich, nur bei den angesehensten zu kaufen oder von Leuten, die einem schon lange persönlich bekannt sind. Man sollte sich so eingehend wie möglich über die Herkunft des benutzten Edelsteins erkundigen und bei etwaigem Zweifel einen vertrauenswürdigen Kinesiologen oder Pendler darum bitten, die Qualität und die Eignung der Essenz zu überprüfen.

Die Flower and Gem Essence Society hat ein Sortiment von 216 Edelstein- und Kristallessenzen, wovon 96 als Sätze zu je 24 geliefert werden. Yantra bietet ein Sortiment von etwa 160 an. Die von der FGES bereitgehaltenen Sets enthalten Essenzen mit anerkanntermaßen wohlfundierten Eigenschaften und Wirkungen. Weitere werden als Forschungsessenzen bezeichnet, die intuitiv verordnet werden und über deren Ergebnisse berichtet werden soll.

UMWELTESSENZEN

Die Alaskischen Umweltessenzen, die aus dem gleichen Gebiet wie die alaskischen Blüten stammen, sind der erste Versuch, die Ur-Naturkräfte als Essenzen in eine konkrete Form zu bringen.

Kein Zweifel, weitere werden folgen. Wie ich bereits in der Einleitung ausgeführt habe, sind alle in den verschiedenen Essenzformen enthaltenen Energien grundsätzlich elektromagnetisch und wirken durch ihr elektromagnetisches Feld auf den Körper. Die Idee, daß elementare Kräfte in Form von Essenzen verkörpert sind, mag auf den ersten Blick merkwürdig erscheinen, ist im Prinzip aber dasselbe wie die Schaffung von Lichtessenzen. Die größte Schwierigkeit ist es, einen Ort zu finden, wo die Energien zugänglich sind, ohne verzerrt zu sein. Es sollte ein Ort ohne größere Konzentration von künstlichem Licht oder etwa einem Elektrizitätswerk sein, wo die Atmosphäre klar ist und frei von Verunreinigung durch Smog, zusätzlich sollte er nahe an den Energiezentren der Erde liegen.

Alaska empfiehlt sich insofern, als es nicht nur allen allgemeinen Kriterien entspricht, sondern auch wegen seiner Nähe zum magnetischen Nordpol, der größten Konzentration elektromagnetischer Energie auf diesem Planeten. Außerdem erstreckt es sich über den Polarkreis, was den Sonnenenergien besondere Kraft verleiht.

Die Umweltessenzen wurden auf folgende Weise hergestellt: Gefäße mit reinem Wasser wurden auf die Erde gestellt und lange genug der Atmosphäre und dem Sonnenlicht ausgesetzt, bis das Wasser die Schwingungen der Natur aufgenommen hatte. Die Eisessenzen wurden aus dem örtlichen Schmelzwasser zubereitet. Durch die Wirkung der Kräfte, die an diesem besonderen Ort zu der bestimmten Zeit gegenwärtig waren, verkörpern die Umweltessenzen die spezielle Wechselwirkung der vier Elemente: Feuer, Erde, Luft und Wasser. Die Charakteristika, die ihnen zugeschrieben werden, basieren auf Intuitionen zum Zeitpunkt ihrer Entstehung.

DIE ALASKISCHEN UMWELTESSENZEN:

– Nordlicht
– Polareis
– Portagegletscher
– Regenbogengletscher
– Sonnwendsturm
– Sonnwendsonne

CHAKRAESSENZEN

Als Chakras werden in der indischen Medizin Energiezentren des ätherischen Körpers bezeichnet, die annähernd mit den wichtigsten Geflechten des Nervensystems des physischen Körpers übereinstimmen. Die von Yantra in London hergestellten Essenzen entsprechen den traditionellen sieben Hauptchakras:

– Crown, Scheitel-Chakra, (Zirbeldrüsenbereich)
– Brow, Stirn-Chakra, (Hypophysenbereich)
– Throat, Hals-Chakra
– Heart, Herz-Chakra
– Solarplexus, Sonnengeflecht-Chakra
– Sacral, Sakral- oder Milz-Chakra
– Base, Basis- oder Wurzel-Chakra (Genitalbereich)

In der indischen Medizin wird die Erhaltung der Gesundheit weitgehend als eine Frage der Harmonisierung der Energien an diesen kritischen Punkten betrachtet. Das Hineinlenken dieser Energien in Essenzen scheint die Idee von den heilenden Essenzen zu ihrem Ausgangspunkt zurückzubringen – die Energien des Körpers werden dazu genutzt, andere wieder ins Gleichgewicht zu bringen. Im Yantra-Katalog kann man lesen: »Diese Schwingungen wurden direkt vom Ursprung in die Flaschen gechannelt, über Lichtgestalten und Engel, voller Liebe, für die Heilung der Menschheit.«

KARMAESSENZEN

Die Bach-Heilmittel befassen sich überwiegend mit Gefühlen der Gegenwart und aus der jüngsten Vergangenheit. Verschiedene der »neuen Heilmittel«, z.B. die alaskischen und einige der kalifornischen, streben einen Bezug zu den »Sphären eines höheren Bewußtseins« sowie zu der Verbindung zwischen dem physischen und dem ätherischen Körper an. Die Karmaessenzen von Yantra, einer speziellen Gruppe von Blütenessenzen, nehmen für sich in Anspruch, »auf einer höheren Ebene zu schwingen« und sich mit den aus unserem Karma herrührenden emotionalen Schwierigkeiten zu befassen. Letztere werden verstanden als die Last der Erfahrungen aus unseren früheren Leben. Diese Erfahrungen bilden wiederum die Basis für den Lernprozeß, den wir in unserem jetzigen Leben zu durchlaufen haben. Menschen, die das deutliche Gefühl haben, daß ihre jetzigen Schwierigkeiten in ihrem Karma begründet sein könnten, werden diese Essenzengruppe besonders interessant finden. Aus dieser Kategorie werden sieben Essenzen beschrieben, zusammen mit einer »Dreiheit« von spirituellen Heilmitteln, von denen gesagt wird, sie wären eine Art Brücke zwischen den normalen, emotional begründeten Heilmitteln und dieser eher herausgehobenen Gruppe. Als Dosierung für die Karmaessenzen wird empfohlen: Vier Tropfen viermal am Tag, jeweils nicht länger als drei Tage.

Die sieben Karmaessenzen

– White Bluebell, Weiße Sternhyazinthe: Überhöhte Sensibilität
– Pink Rose, Rosa Rose: Furcht/Angst
– Wild Iris, Wilde Iris: Übertriebene Sorge und Aufmerksamkeit für andere
– Wild Orchid, Wilde Orchidee: Unsicherheit
– Water Lily, Seerose: Einsamkeit
– Valerian, Baldrian: Uneigennützigkeit
– Yellow Rattle, Klappertopf: Verzweiflung und Mutlosigkeit

Die »Dreiheit«

– Geranium, Storchenschnabel: Verwandelt Finsternis in Licht
– Fuchsia, Fuchsie: Freisetzung von Energie – Herz-Chakra
– Lily, Lilie: Behagen, Heiterkeit

ZUM ABSCHLUSS

Das Interesse an Blüten-Heilmitteln und verwandten Schwingungsessenzen und deren Anwendung wird zweifellos ständig wachsen, möglicherweise sogar in einem stärkeren Maß als bisher. Bei diesem Prozeß, wie bei jedem Wachstumsprozeß, werden viele Samen ausgesät werden, aber nicht alle werden zu gesunden Pflanzen heranwachsen, die auch Früchte tragen. Nur die Zeit kann entscheiden, welche Heilmittelgruppe, alt oder neu, die wichtigste Rolle spielen wird. Es kann sein, daß einige universelle Bedeutung erlangen werden. Oder es stellt sich heraus, daß alle Heilmittel für einige Menschen von größerem Nutzen sein können als für andere, oder daß einige der jetzt erscheinenden nicht das halten, was sie versprechen. Das alles wird an Klarheit gewinnen, je mehr Menschen die Essenzen benutzen, ihre Erfahrungen sammeln und austauschen. Wenn der Leser bis hierher gekommen ist, dann wendet er wahrscheinlich bereits die Essenzen an, oder er fühlt sich stark zu dieser Art der Behandlung hingezogen. Ich hoffe, daß dieses Buch eine Anleitung und ein Leitfaden für eigene Untersuchungen ist und daß es auch in Zukunft von Nutzen sein wird, um zu mehr Verständnis, Gesundheit und Glück zu verhelfen.

Nützliche Adressen

DEUTSCHLAND

Institut für Bach-Blütentherapie
Lippmannstr. 57
22769 Hamburg
Tel.: 040/43 18 78
Fax: 040/439 05 28

ÖSTERREICH

Institut für Bach-Blütentherapie
Seidengasse 32/1/52
A – 1070 Wien
Tel.: 02 22/52 65 65 10
Fax: 02 22/526 56 51 15

SCHWEIZ

Institut für Bach-Blütentherapie
Mainaustr. 15
CH – 8034 Zürich 8
Tel.: 01/382 33 11
Fax: 01/382 33 19

Chrüter-Drogerie Egger
Unterstadt 28
CH-8200 Schaffhausen
Tel.: 00 41/5 26 24 50 30
Fax: 00 41/5 26 24 64 57
*Blütenessenzen und Elixiere
aus aller Welt*

GROSSBRITANNIEN

The Dr Edward Bach Centre
Mount Vernon
Sotwell
Wallingford
Oxon OX10 0PZ

Bailey Flower Essences
Yorkshire indigenous essences
Dr A R Bailey
7/8 Nelson Road
Ilkley
W Yorks LS29 8HN
Tel.: 09 43/60 21 77
Fax: 09 43/81 77 06

**Flower and Gem Remedy
Association**
Suite 1
Castle Farm
Clifton Road
Deddington
Oxon OX15 0TP
Tel.: 08 69/373 49
Fax: 08 69/373 76
*Der Hauptlieferant in England.
Veranstaltet Workshops und bietet
folgendes an: ätherische Öle, Farb-
Heilmittel, Kräuterbehandlungen,
Cremes, Lotionen und Bücher.*

Green Man Essences
Simon Lilley
2 Kerswell Cottages
Exminster
Exeter
Devon EX6 8AY
Tel.: 0392/83 20 05
Baum-, Blüten- und Lichtessenzen.

Healing Herbs
Julian & Martine Barnard
PO Box 65
Hereford
Tel: 08 73/89 02 18
Fax: 08 73/89 03 14

**Noma (Complex Homoeopathy)
Ltd**
Sylvia A Austen, MD
Unit 3
1-16 Hollybrook Road
off Winchester Road
Upper Shirley
Southampton SO1 6RB
Tel.: 07 03/77 05 13
Fax: 07 03/70 24 59
Pazifische Blütenessenzen und ätherische Öle.

Yantra at Strange Attractions
204 Kensington Park Road
London W11 1NR
Tel.: 071/229 96 46
Fax: 071/229 47 81
*Importeur von Himalaja-Essenzen,
Hauptlieferant von Kristall- und
Kräuteressenzen.*

USA

Flower Essence Repertory
Maniski, P and Katz, R
The Flower Essence Society
Nevada City
USA 91631306 0 9
*Dieses Verzeichnis behandelt sowohl
Bach-Heilmittel als auch die kalifornischen FES-Essenzen. Die Beschreibungen der kalifornischen Essenzen
sind ausgezeichnet, die der Bach-
Heilmittel vollkommen korrekt. Das*

*Repertory ist nicht so vollständig, wie
es sein könnte, manche Rubriken fehlen ganz. Es ist aber trotzdem nützlich, besonders, da es der einzige Versuch in dieser Richtung ist.*

Alaskan Flower Essence Project
Alaskan Flower Essences
PO Box 1369
Homer
Alaska 00603-1369
907 235 2188

Flower Essence Society
PO Box 459
Nevada City
California 95959
Tel.: 1 916/265 91 63
Fax: 1 916/265 64 67
Blütenessenz-Verzeichnis: kalifornische Essenzen und Edelsteinelixiere.

AUSTRALIEN

**The Australian Flower Remedy
Society**
PO Box 531
Spit Junction
NSW 2088
Australia
Tel.: 08 69/373 49
Fax: 98 69/373 76
*Gibt vierteljährlich Rundschreiben
heraus und veranstaltet Workshops;
Mitgliedsbeitrag.*

Literatur

Bach, Edward, *Blumen, die die Seele heilen.* Die wahre Ursache von Krankheit – Diagnose und Therapie, München: Hugendubel, 16. Auflage 1995

Bach, Edward, *Die nachgelassenen Originalschriften.* Hrsg. von den Kuratoren des Dr. Edward Bach Centre, Mount Vernon, England, Judy Howard und John Ramsell. Mit einem Vorwort von Mechthild Scheffer, München: Hugendubel, 2. Auflage 1996

Bach, Edward, *Die zwölf Heiler und andere Heilmittel.* Vorwort und übersetzt von Erika Lang-Büttner, Ergersheim: Lang-Büttner, 1993

Bach, Edward/Petersen, Jens E., *Heile dich selbst mit den Bach-Blüten.* Übersetzt von Karl F. Hörner, München: Droemer Knaur, Neuauflage 1992

Barnard, Julian, *Blüten für die Seele.* Das Bachblüten-Brevier für die ersten Schritte. Mit Beiträgen und hrsg. von Volker R. Karrer, übersetzt von Christopher Baker, Wessobrunn: Integral, erweiterte Neuauflage 1989

Barnard, Julian und Martine, *Das Bach-Blüten-Wunder,* München: Heyne, 1989

Bailey, Arthur, *Handbook of The Bailey Flower Essences,* Ilkley Healing Centre, Ilkley, Yorks

Howard, Judy, *Bach-Blüten für Frauen,* übersetzt von Ralph Tegtmeier, Braunschweig: Aurum, 2. Auflage 1995

Howard, Judy/Ramsell, John, *Die Bach-Blüten.* Fragen und Antworten. Mit einem Vorwort von Mechthild Scheffer, München: Hugendubel, 3. Auflage 1996

Hunkel, Karin, *Das Arbeitsbuch zur richtigen Farbentscheidung als Quelle von Schönheit, Harmonie und Gesundheit,* München: Hugendubel, 2. Auflage 1996

Johnson, Steve M., *Flower Essences of Alaska,* Alaskan Flower Essence Project, Homer, Alaska

Scheffer, Mechthild, *Schlüssel zur Seele.* Das Arbeitsbuch zur Selbst-Diagnose mit den Bach-Blüten, München: Hugendubel, 2. Auflage 1995

Scheffer, Mechthild, *Bach-Blütentherapie.* Theorie und Praxis, München: Hugendubel, 26. Auflage 1996

Scheffer, Mechthild, *Erfahrungen mit der Bach-Blütentherapie.* Mit Diagnose-Fragebogen. München: Hugendubel, 11. Auflage 1995

Scheffer, Mechthild/Storl, Wolf-Dieter, *Die Seelenpflanzen des Dr. Bach.* Neue Einsichten in die Bach-Blütentherapie, München: Hugendubel, 3. Auflage 1995

Weeks, Nora, *Edward Bach. Entdecker der Blütentherapie.* Sein Leben – seine Erkenntnisse. Übersetzt von Christian Quatmann, München: Hugendubel, 4. Auflage 1996

Weeks, Nora/Bullen, Victor, *38 Bach Original-Blütenkonzentrate.* Die speziellen Potenzierungsmethoden. Übersetzt von Jacqueline Rinkens, Neckarsulm: Jungjohann, 1992

White, Ian, *Die australischen Busch-Blütenessenzen.* Übersetzt von Hans Finck, Chieming: Laredo, 2. Auflage 1996

Register

184

Weitere Titel zum Thema Bach-Blüten
aus dem IRISIANA-Programm

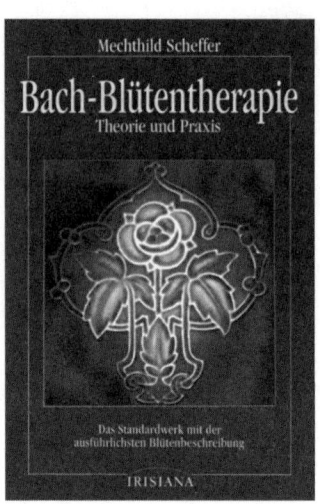

Mechthild Scheffer

BACH-BLÜTENTHERAPIE

Theorie und Praxis
Das Standardwerk mit der
ausführlichsten Blütenbeschreibung

303 Seiten mit zahlreichen Abbildungen, Festeinband

Das deutschsprachige Standardwerk über die Bach-Blütentherapie
mit der bisher ausführlichsten Interpretation der 38 Bach-Blüten
aus geistiger, psychologischer und volksmedizinisch-praktischer
Sicht. Zusätzliche Symptomleisten erleichtern die Diagnose und
machen das Buch zu einem wertvollen Handbuch für die Praxis,
das bereits in mehrere Sprachen übersetzt wurde.
Die Ursache von Krankheiten hat ihren Ursprung in unserer
Seele. Unerkannte oder nicht akzeptierte Gefühls- und
Verhaltenskonzepte manifestieren sich zunächst als seelische
Konflikte und später als körperliche Krankheiten. Zu dieser
Erkenntnis kam Dr. Edward Bach nach langjährigen Studien, die
ihn zur Entdeckung der Blütentherapie führten.

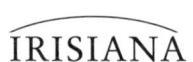

IRISIANA

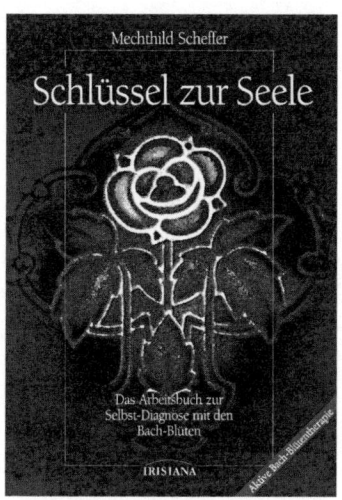

Mechthild Scheffer

SCHLÜSSEL ZUR SEELE

Das Arbeitsbuch zur Selbstdiagnose
mit den Bach-Blüten

238 Seiten mit zahlreichen Abbildungen, Festeinband

Die Bach-Blüten sind Wachstumskatalysatoren – Schlüssel zur
Seele – für die Momente in unserer geistigen Entwicklung, in denen
sich die Persönlichkeit gegenüber den Weisungen unserer Seele
verschließt.
Dieses Buch hilft Menschen auf einfache Weise, das energetische
Transformationspotential der Bach-Blüten für ihren Entfaltungs-
prozeß praktisch zu nutzen.
Schlüssel zur Seele baut auf dem Standardwerk *Bach-Blütentherapie –
Theorie und Praxis* auf und verbindet die Ursprungsquelle
der Bach-Energie mit aktuellen Techniken und Erkenntnissen
psychologischer und spiritueller Bewußtseinsarbeit. Das Übungs-
programm ermöglicht jedem, sich sein persönliches Bach-Blüten-
Profil zu erarbeiten, wodurch die Selbst-Diagnose wesentlich
erleichtert wird.

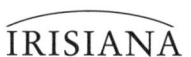

IRISIANA